H. Lohse-Busch   T. Graf-Baumann   (Hrsg.)

Manuelle Medizin — Behandlungskonzepte bei Kindern

Springer
Berlin
Heidelberg
New York
Barcelona
Budapest
Hongkong
London
Mailand
Paris
Santa Clara
Singapur
Tokio

H. Lohse-Busch   T. Graf-Baumann   (Hrsg.)

Manuelle Medizin

Behandlungskonzepte bei Kindern

Mit 75 Abbildungen und 7 Tabellen

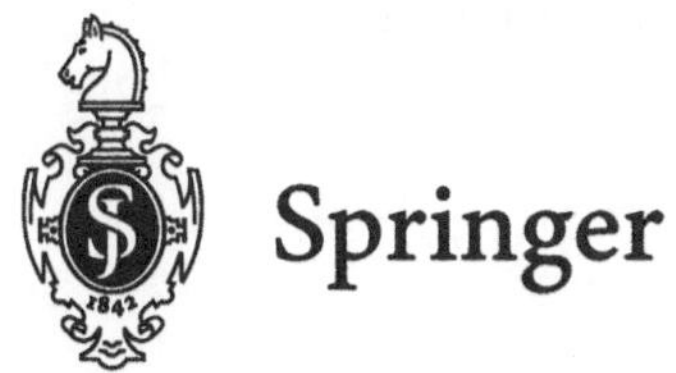

Springer

Dr. med. Henning Lohse-Busch
Ambulanz für manuelle Medizin
Theresienklinik
Herbert-Hellmann-Allee 11
79189 Bad Krozingen

Professor Dr. med. Toni Graf-Baumann
Hauptgeschäftsführer und wissenschaftl. Koordinator
Deutsche Gesellschaft für Manuelle Medizin
Ärzteseminar Hamm-Boppard (FAC)
Schillerstraße 14
79331 Teningen

ISBN-13:978-3-540-61516-3

Die Deutsche Bibliothek – CIP-Einheitsaufnahme
Manuelle Medizin: Behandlungskonzepte bei Kindern; mit 7 Tabellen / H. Lohse-Busch; T. Graf-Baumann
(Hrsg.). – Berlin; Heidelberg; New York; Barcelona; Budapest; Hongkong; London; Mailand; Paris; Santa
Clara; Singapur; Tokio: Springer, 1997
   ISBN-13:978-3-540-61516-3   e-ISBN-13:978-3-642-60504-8
   DOI: 10.1007/978-3-642-60504-8
NE: Lohse-Busch, Henning [Hrsg.]

Umschlaggestaltung: design & production GmbH, Heidelberg
Satzarbeiten: K+V Fotosatz, Beerfelden
SPIN: 10542012   19/3133-5 4 3 2 1 0 – Gedruckt auf säurefreiem Papier

Vorwort

Die ständig zunehmende Nachfrage von Eltern, Krankenversicherungen, Physiotherapeuten/innen sowie Kolleginnen und Kollegen nach dem Angebot qualifizierter manualmedizinischer Behandlung von Kindern und Jugendlichen hat die Deutsche Gesellschaft für Manuelle Medizin bewogen, unter der Präsidentschaft von Dr. med. Alfred Möhrle im Jahr 1991 einen Arbeitskreis Manuelle Medizin bei Kindern zu etablieren.

Unter der Leitung von Dr. med. Henning Lohse-Busch hatte dieser Arbeitskreis über die Jahre Fragen der Pathologie, Diagnostik, Therapie und Rehabilitation zu folgenden Schwerpunktthemen zu erarbeiten:

- zerebralparetische Bewegungsstörungen
- Schräglagedeformitäten
- sensomotorische Integrationsstörungen
- neuromuskuläre Erkrankungen
- Skoliosen
- Hüftdysplasien
- kindliche Schmerzsyndrome

Dabei wurden zahlreiche eigene Erfahrungen aus langjähriger ambulanter und klinischer Tätigkeit ebenso einbezogen wie die wissenschaftliche Literatur aus der Neurophysiologie, Entwicklungspsychologie, Neuro- und Sozialpädiatrie, der Orthopädie und der Manuellen Medizin.

Es kann nicht geleugnet werden, daß der zunehmende Druck der betroffenen Eltern, aber auch zahlreiche Anfragen von Krankenversicherungen ausschlaggebend waren, vom 24.– 26. November 1995 im Forum für Interdisziplinäre Medizin am Bewegungssystem in Trier (Praxis Dr. Graf/Dr. Wolff) einen Workshop zur Erarbeitung von Leitlinien für die o.g. Schwerpunktthemen durchzuführen.

Diese Leitlinien sollten auch psychosoziale, versicherungsrechtliche und ökonomische Aspekte berücksichtigen, in erster Linie aber die Qualifikationsvoraussetzungen für die manualmedizinische Arbeit mit Säuglingen, Kleinkindern und Jugendlichen festschreiben.

Den Veranstaltern ist es gelungen, viele der führenden Kliniker und Wissenschaftler als Referenten und Diskutanten für diese Veranstaltung zu gewinnen. Der DGMM ist für die finanzielle Unterstützung zu danken, ohne die solche streng strukturierten Veranstaltungen nicht möglich sind.

Besonders gefreut hat uns, daß auch Vertreter der Medizinischen Dienste der Krankenversicherungen teilgenommen haben, ebenso Vertreter des Förderkreises für Spastikbehandlung, einer Elternvereinigung, die sich alle ein konkretes Bild über die Grenzen und Möglichkeiten dieser Behandlungsverfahren machen konnten.

Dieses Themenheft unserer Zeitschrift veröffentlicht die Leitlinien quasi als „gegenwärtigen Stand des Irrtums" in der Hoffnung, daß damit vielen betroffenen Kindern und ihren Eltern bessere medizinische Hilfe geboten werden kann.

Es soll in diesem Zusammenhang nicht unerwähnt bleiben, daß die Behandlung dieser Erkrankungen ein therapeutisches Management benötigt, in dem entsprechend weitergebildete Ärzte/innen, Physiotherapeuten/innen, aber auch die Eltern eng zusammenarbeiten müssen, jeder auf seinem Gebiet.

Aus dem Workshop hat sich bereits eine konkrete Entwicklung und Zusammenarbeit mit unseren Kolleginnen und Kollegen in der Schweiz ergeben, so daß wir zuversichtlich sind, gemeinsam an einer laufenden Weiterentwicklung arbeiten zu können. Nunmehr bedarf es der intensiven Beschäftigung der Krankenversicherungen in Deutschland, diese Behandlungsmöglichkeiten, die eigentlich eine Langzeit-Rehabilitation bedeuten, mit einem angemessenen Finanzierungskonzept zu versehen.

Bad Krozingen, Teningen im Juni 1996   H. LOHSE-BUSCH
                                                        T. GRAF-BAUMANN

Inhalt

Autoren

J. U. BAUMANN
Orthopädische Chirurgie FMH
Labor für Bewegungsuntersuchungen
Felix-Platter-Spital, Pavillon E
Burgfelderstraße 101
CH-4012 Basel

W. COENEN
Orthopädie/Chirotherapie
Institut für Manualmedizin und Entwicklungstherapie
Waldstraße 35/Pontarlierstraße 9
D-78048 Villingen-Schwenningen

M. KRAEMER
Ambulanz für Manuelle Medizin
Theresienklinik
Herbert-Hellmann-Allee 11
D-79189 Bad Krozingen

H. LOHSE-BUSCH
Ambulanz für Manuelle Medizin
Theresienklinik
Herbert-Hellmann-Allee 11
D-79189 Bad Krozingen

J. MEISSNER
Fürstenstraße 31
D-48565 Steinfurt-Borghorst

U. REIME
Ambulanz für Manuelle Medizin
Theresienklinik
Herbert-Hellmann-Allee 11
D-79189 Bad Krozingen

I. SEIFERT
Orthopädie/Chirotherapie
Drosselweg 4
D-09130 Chemnitz

W. Coenen

Manualmedizinische Diagnostik und Therapie bei Säuglingen

Diese Arbeit wurde auf dem Workshop „Manuelle Medizin – Behandlungskonzepte bei Kindern", der vom 24.–26. November 1995 in Trier stattfand, präsentiert

Manuel medicine diagnosis and therapy in infants

Abstract Segmental dysfunction in infancy inpairs normal sensorimotor development. Using the example of the so-called "lop-sided infant syndrome", the consequences of blockage of the spinal motoricity are illustrated and the potential of manual medicine diagnosis and therapy is set forth.

Key words Sensorimotor development · Transverse lie deformities · Segmental diagnosis and therapy

Zusammenfassung Segmentale Dysfunktionen im Säuglingsalter beeinträchtigen die normale sensomotorische Entwicklung. Am Beispiel des sog. „schiefen Säuglings" werden die Auswirkungen von Blockierungen auf die spinale Motorik erläutert und die Möglichkeiten manualmedizinischer Diagnostik und Therapie dargestellt.

Schlüsselwörter Sensomotorische Entwicklung · Schräglagesyndrom Segmentale Diagnostik und Therapie

Kennzeichned für die frühkindliche neurophysiologische Entwicklung ist die Differenzierung sensomotorischer Programme nach dem artspezifischen Bauplan des ZNS. Der wesentliche Faktor in diesem Prozeß ist die Ausbildung der Regelmechanismen für die Steuerung der Körperlage. Dies geschieht über die Integration der Haltreflexe, Stellreflexe und statokinetischen Reflexe in das Gesamtkonzept des Gleichgewichtsystems. Den muskulären, ligamentären und artikulären Strukturen des Achsenorgans kommt dabei eine besondere Bedeutung zu, da ihre propriozeptiven Rezeptoren ein entscheidendes Element der sensomotorischen Steuerung darstellen.

Funktionelle Störungen auf der spinalen Reflexebene beeinflussen beim Säugling über die kortikale und subkortikale Verschaltung stets auch die frühkindliche neuromotorische Entwicklung. Andererseits führen zerebrale Läsionen in aller Regel auch zu Dysfunktionen in der Peripherie, weil das pathologische motorische Muster eine abnormale sensorische Kodierung und fehlerhafte Wahrnehmungsverarbeitung zur Folge hat. Unter diesem Gesichtspunkt erfolgt die Behandlung segmentaler Dysfunktionen im Säuglingsalter aus entwicklungsphysiologischer Indikation.

Das unausgereifte neuromotorische System des Säuglings ist gekennzeichnet durch Bewegungssynergien und kinetische Schablonen, die einer ontogenetischen Hierarchie gehorchen.

Die manualmedizinische Diagnostik im Säuglingsalter muß daher anderen Grundsätzen folgen, als sie für ältere Kinder und Erwachsene gelten. Am Beispiel eines typischen und relativ häufigen Symptomenbildes wird das diagnostische und therapeutische Vorgehen erläutert, wobei aus didaktischen Gründen nur auf die Kopfgelenke und ISG eingegangen wird, da diesen Schlüsselregionen eine besondere entwicklungsphysiologische Bedeutung zukommt.

In der Evolution hat sich bei nahezu allen Lebewesen die Symmetrie als fundamentales Prinzip in der Planung von Körperbau und Bewegung so beherrschend durchgesetzt, daß Abweichungen von diesem Grundsatz stets als Rarität oder als Abnormität gedeutet werden.

Haltungs- und Bewegungsasymmetrien im Säuglingsalter, bekannt als sog. „Schräglagesyndrome", geben daher nicht nur zur Beunruhigung der Eltern Anlaß, sondern immer wieder auch zu recht kontroversen Diskussionen unter den Ärzten. Darauf soll nicht weiter eingegangen werden. Es bietet sich aber dieses komplexe Symptomenbild als Beispiel an für die Darlegung manualmedizinischer Diagnostik und Therapien.

Das Phänomen des „schiefen Säuglings" ist in der Medizin schon seit sehr langer Zeit bekannt. Votivfiguren und Skulpturen aus den verschiedensten Kulturkreisen der Welt mit Darstellung von Schiefhals oder Rumpfskoliose deuten darauf hin, daß sich die Menschheit von alters her mit diesem Erscheinungsbild beschäftigt hat.

1744 erschien die deutsche Fassung des berühmten Buches von Niclas Andry unter dem Titel: „Orthopädie oder die Kunst bei den Kindern die Ungestalt des Leibes zu verhüten oder zu verbessern".

In diesem Buch ist ein schief auf dem Rücken liegender Säuging abgebildet (in der damals üblichen Kupferstich-Technik) und Andry empfiehlt zur Behandlung der Schieflage, man möge „zu ausgestopften Schnürleibern Zuflucht nehmen". Es wurden seither noch viele weitere Vorschläge zur Behandlung und Vermeidung der sog. Schräglagedeformität gemacht. Verschiedene Beispiele sind in der Monographie von H. Mau „Die sogenannte Säuglingsskoliose" (1981) aufgeführt. Mau beschreibt darin das „Siebenersyndrom" und liefert eine sehr genaue Schilderung der orthopädischen Auffälligkeiten des schiefen Säuglings. Er hält die Symptomatik für die Folge einer einseitigen Gewohnheitshaltung und empfiehlt als Prophylaxe die Bauchlage. Als interessant bezeichnet er immerhin den Hinweis von Gutmann auf eine Funktionsstörung des zervikookzipitalen Übergangs als Ursache der Schräglagedeformität, geht aber im folgenden darauf nicht weiter ein.

Die Ätiologie dieses Symptomenbildes ist im einzelnen noch nicht geklärt, am häufigsten dürften perinatale Noxen sein. Seifert (1975) fand unter 1093 Neugeborenen immerhin 298 Kinder mit Blockierungen der Kopfgelenke bei „signifikantem Zusammenhang mit der Entstehung einer C-Skoliose".

Fryman berichtet über 1250 unausgewählte Neugeborene, unter denen sich 5 Tage post partum 211 Kinder mit „Nervosität, Erbrechen, Tremor, Schlaflosigkeit und muskulärem Hypertonus" fanden.

Sie stellte bei rund 200 Kindern eine Spannungserhöhung im Schädelbereich fest. Nach manueller Behandlung dieser pathologischen Muskelspannung besserten sich schlagartig die Symptome.

Auch Chagnon und Blery sind der Ansicht, daß zervikookzipitale „Läsionen" bei Kindern infolge diagnostischer Mängel unterschätzt werden.

Die normale Entwicklung des Säuglings verläuf nach bestimmten Gesetzmäßigkeiten und regelhaft auch in einer bestimmten Reihenfolge (physiologische Varianten eingeschlossen): Das Ziel der sensomotorischen Entwicklung beim Säugling ist

- bezüglich Grobmotorik:

Aufrichten aus der Horizontallage gegen die Schwerkraft zum Stand und zur Fortbewegung in aufrechter Haltung.

- bezüglich Feinmotorik:

Öffnen der gefausteten Hände und Entwicklung differenzierter Bewegungsmuster, die spezialisierte Manipulationen ermöglichen.

Die Aufrichtung in den Stand wird mit der Kopfkontrolle eingeleitet. Mit zunehmender Kopfkontrolle kommt es dann zur Streckung und Aufrichtung des Rumpfes von kranial nach kaudal (Abb. 1).

Dies hat übrigens seine Entsprechung in der embryonalen Entwicklung: Die Wirbelsäule entwickelt sich embryonal aus dem Mesoderm. Dabei ist die Frühentwicklung des Rückens gekennzeichnet durch das Auftreten segmentaler Bauelemente, der sog. Somiten, die sich aus der Segmentplatte des Mesoderms abgliedern. Die ersten Somiten entstehen im Hinterhauptsgebiet, die letzten im Steißbein. Die Wirbelsäule entwickelt sich also in der Embryonalzeit appositionell von kranial nach kaudal. Der zervikookzipitale Übergang (zwischen 5. und 6. Somiten) gilt in der Embryologie als vitales Zentrum, da hier die ersten intraembryonalen Gefäßsprossungen nachweisbar sind und in dieser Region so lebenswichtige Zentren wie die für Atmung und Kreislauf lokalisiert sind. Außerdem ist Anlagematerial aus dem zervikookzipitalen Übergang an der Bildung bestimmter Organe beteiligt, dazu gehören die kurzen Nackenmuskeln, der intramurale Nervenplexus des Magen-Darm-Traktes, das Urogenitalsystem sowie die Septierung der Ausflußbahnen des Herzens.

Die Kenntnis dieser Zusammenhänge ist wichtig für das Verständnis der Pathologie und auch des Therapiekonzepts beim Symptomenbild des schiefen Säuglings.

Kennzeichnend für das Bild der Tonusasymmetrie beim Säugling sind neuromotorische und orthopädische Symptome sowie bestimmte Verhaltensmerkmale:

Verhaltensauffälligkeiten:
- Störung des Schlaf-Wach-Rhythmus
- Störung der Nahrungsaufnahme (häufiges Erbrechen, Saugschwäche, Trinkschwäche)
- Schreckhaftigkeit
- Lärmempfindlichkeit
- Aggressivität

Orthopädische Symptome:
- Rumpfskoliose
- Rippenbuckel/Lendenwulst
- Beckenasymmetrie
- Hüftabspreizhemmung

Abb. 1 Aufrichtung in den Stand

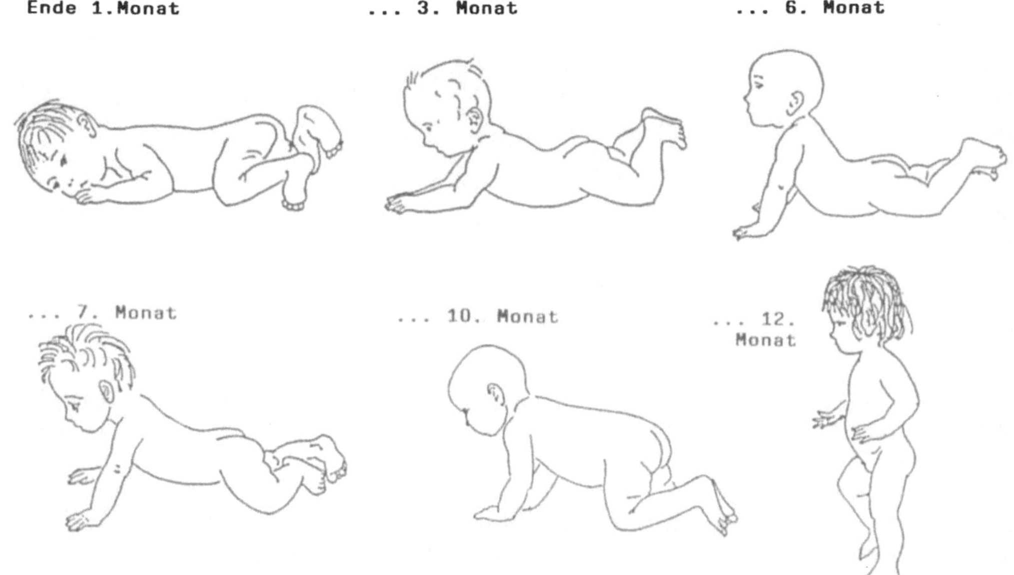

- Schiefhals
- Schädelasymmetrie und Gesichtsskoliose
- Dorsolumbale Kyphose
- Fußfehlhaltung (windschiefe Fußhaltung, Hackenfüße, Knickfüße etc.)
- Segmentale Dysfunktionen (Kopfgelenke, obere HWS, dorsolumbaler Übergang, ISG)

Neuromotorische Zeichen:
- Haltungsstereotypien der Extremitäten (Schlupfdaumen, Hypersupination/-pronation eines/beider Unterarme, Dorsalextension/Vorlarflexion der Hände etc.)
- Persistierende Primitivreflexe (ANTR, TLR, STNR)
- Pathologische Kinesiologie nach Vojta
- Opisthotonusäquivalente
- Tonusasymmetrie
- Muskuläre Hypotonie mit intermittierenden Streckspasmen

Über die Notwendigkeit einer Behandlung des „schiefen Säuglings" sind die Ansichten auch heute noch geteilt. Vielfach wird auf die hohe Spontanheilungsquote hingewiesen und eine Therapie für entbehrlich gehalten. Tatsächlich lassen sich auch im Rahmen der Lateralitätsentwicklung und der individuellen Körpergestaltung verschiedene physiologische Asymmetrien beobachten, wie das von Buchmann und Bülow (1989) beschrieben wurde.

Allerdings haben diese Autoren ihre Beobachtungen an neuromotorisch gesunden Kindern gemacht, was ja Voraussetzung für die Festlegung von Normvarianten ist.

Haltungs- und Bewegungsasymmetrien im Säuglingsalter, die mit Zeichen einer Störung auf der spinale Reflexebene einhergehen, sind jedoch nie physiologisch und immer behandlungsbedürftig, weil sie Ausdruck einer gestörten sensomotorischen Integration sind. Das Warten auf eine Spontanheilung ist in solchen Fällen nicht vertretbar, da pathologische Haltungsschablonen um so widerborstiger werden, je länger sie bestehen. Auch in solchen Fällen gibt es scheinbare Spontanheilungen, insbesondere, wenn keine zerebralen Ursachen mitwirken. Allerdings ist das Ziel der neuromotorischen Entwicklung im Säuglingsalter, nämlich die Aufrichtung in die Vertikale und die Fortbewegung in aufrechter Haltung sowie der differenzierte Gebrauch der Hände, im Bauplan des zentralen Nervensystems so gut abgesichert, daß auch pathologische Afferenzmuster in Kauf genommen werden, um dieses Ziel durchzusetzen. Mit anderen Worten: Eine solche Spontanheilung ist oftmals keine Heilung, sondern eine durch die Vertikalisierung hervorgerufene Konversion der Symptomatik. Solche Kinder erreichen die Meilensteine der Entwicklung meistens später als das gesunde Kind und meistens in einer abnormalen Qualität. In dieser maskierten sensomotorischen Fehlsteuerung ist die Ursache für später auftretende Symptomenbilder zu sehen: Dazu gehören Haltungsschäden, kognitive Störungen und auch das Bild der sog. minimalen Zerebralparese (dem ja ursächlich oft gar keine zerebrale Läsion zugrunde liegt).

Es ist daher unabdingbar, beim „schiefen Säugling" nach Funktionsstörungen auf der spinalen Reflexebene und natürlich auch nach zerebralen Zeichen zu suchen. Hier gilt die Forderung von Janda, jede Dysfunktion in der Peripherie auszuschalten, da „jede Dysfunktion eine Quelle veränderter Propriozeption ist". Daraus ergibt sich die Notwendigkeit, jede sog. Langeanomalie beim Säugling auf Störungen der spinalen und supraspinalen Motorik zu untersuchen. Was die segmentale Diagnostik anbetrifft, so sind die sog. Kopfgelenke und Iliosakralgelenke von besonderer Wichtigkeit: Die anatomischen Strukturen des zervikookzipitalen Übergangs mit den Segmenten

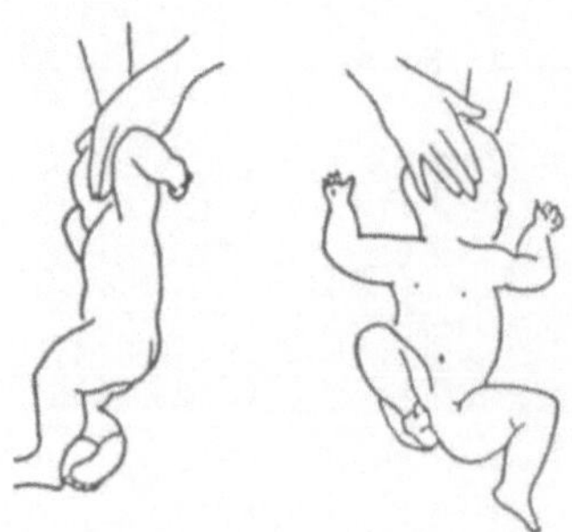

Abb. 2 Rotationstest

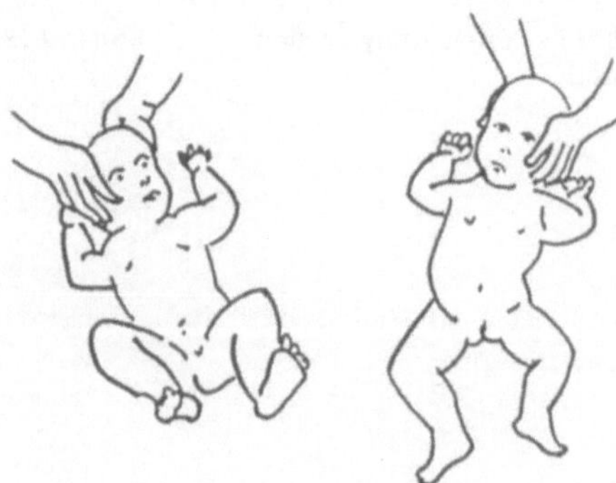

Abb. 3 Seitneigetest

C0/C1/C2 (genannt die „Kopfgelenke") bilden ein sensorisches Organ, das für die posturale Entwicklung von entscheidender Bedeutung ist. Eine Aufrichtung in den Stand und die Fortbewegung in aufrechter Haltung sind ohne funktionsfähiges Nackenrezeptorenfeld nicht möglich. Ähnliches gilt auch für die ISG. Aus den Arbeiten von Bouchard et al. ist bekannt, daß die Iliosakralgelenke an der Sicherung des aufrechten Stands und über multisegmentale Beeinflussung an der Koordination der oberen und unteren Extremitäten beteiligt sind.

Funktionsstörungen in diesen Wirbelsäulenregionen zeigen bestimmte palpatorische Befunde und typische kinesiologische Reaktionen.

Bei den Kopfgelenken geht man folgendermaßen vor (Abb. 2):

Rotationstest. Die passive Rotation in Rückenlage führt beim gesunden Säugling etwa ab dem 3., spätestens dem 4. Lebensmonat zu einer gesichtsseitigen Rumpfkonvexität bei leichter Hüft- und Kniebeugung ohne Mitrotation des Rumpfes.

Beim rotationsbereiten Kind (etwa ab dem 6./7. Monat) ist eine Rumpfrotation im physiologischen Muster (Kopf, Becken, mit kräftiger, „schwungholender" Beugung des hinterhauptseitigen Hüftgelenks) als normal anzusehen.

Liegt eine einseitige Blockierung vor, kommt es bei der Kopfdrehung auf die blockierte Seite zu einer
- En-Bloc-Rotation von Kopf und Rumpf entsprechend dem HSR des Neugeborenen oder
- zur Streckung von Rumpf- sowie Hüft- und Kniegelenken mit Innenrotation der Beine (dies häufiger bei älteren Säuglingen).

Seitneigetest. Das passive Seitneigen des Kopfes in Rückenlage bewirkt beim gesunden Säugling eine Rumpfkonvexität zur Gegenseite mit Schwenkung zur Beckens zur Neigeseite. Wird das Becken passiv fixiert, kann ein Bewegungsdefizit beim passiven Seitneigen Hinweis auf eine Kopfgelenkblockierung sein oder eine Funktionsstörung der mittleren Halswirbelsäule (Abb. 3).

Beide Untersuchungen (Rotations- und Seitneigetest) werden sowohl in Neutralstellung des Kopfes als auch in Reklination und Inklination geprüft. Allerdings sind Rotations- und Seitneigereaktion nicht immer auslösbar bzw. eindeutig interpretierbar und daher für die Diagnose einer Kopfgelenkblockierung nicht ausreichend. Wesentlich empfindlicher (vor allem bei jüngeren Säuglingen) ist da die:

Frontale Seitkippreaktion (auch frontaler LSR genannt, nicht zu verwechseln mit der Vojta-Reaktion, Abb. 4). Wird das exakt am Becken vertikal gehaltene Kind in einer langsamen Bewegung zur Seite gekippt, so wird es etwa ab dem 3. Lebensmonat versuchen, durch eine kompensatorische Aufrichtebewegung den Kopf in die Vertikale zu bringen, so daß der Mund horizontal steht. Dies ist offenbar eine Gemeinschaftsleistung des Labyrinthorgans und der Nackenrezeptoren, wahrscheinlich auch der ilioskakralen Rezeptoren, da die Rumpfaufrichtung bei einseitiger Blockierung zur betroffenen Seite nicht gelingt oder (vor allem bei älteren Säuglingen) eine sichtbare Einschränkung im Vergleich zur Gegenseite aufweist, sofern eine einseitige Blockierung der Kopfgelenke, der HWS oder der ISG vorliegt. Die hohe Aussagefähigkeit dieser Reaktion bestätigt sich, wenn die Rumpfaufrichtung nach erfolgreicher manueller Behandlung sofort seitengleich normal oder doch signifikant gebessert ist.

Es handelt sich bei dieser Reaktion um einen echten Stellreflex, der wie alle Stellreflexe in einer bestimmten kettenförmigen Reihenfolge erfolgt: Zunächst wird über die Meldung aus dem Labyrinth (Gleichgewichtsorgan) der Kopf in die Normalstellung gebracht, sofern keine

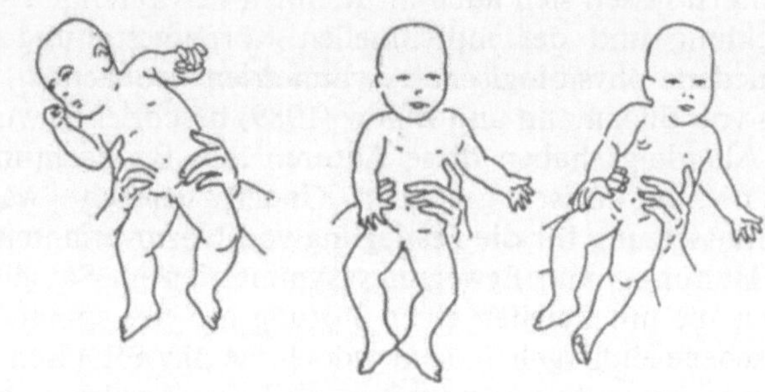

Abb. 4 Kippreaktion (frontaler LSR)

Abb. 5 Okzipitale Irritationszonen

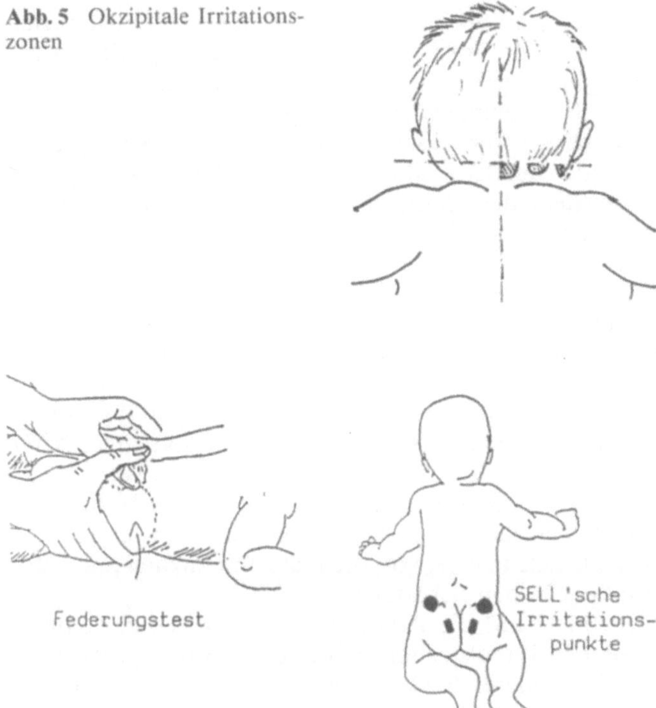

Abb. 6 Federungstest und SELL-Irritationspunkte

Blockierung vorliegt. Das Aufrichten des Kopfes verändert dann die Lage des Kopfes zum übrigen Körper, was
durch die Rezeptoren der Halsmuskulatur (und ISG) angezeigt wird. Die Meldung aus diesen Rezeptoren bewirkt
dann, daß der Rumpf dem Kopf in die Normalstellung
folgt bzw. bei der Schräghaltung eine entsprechende konvexe Position einnimmt. Diese frontale Seitkippreaktion
ist also eine Kombination aus Labyrinth- und Halsmuskelstellreflex.

Es folgt dann die:

Palpatorische Untersuchung der Kopfgelenke. Hier geben
die okzipitalen Irritationszonen in Anlehnung an die Sell-
Irritationspunkte Auskunft über die Seite und Segmenthöhe der Blockierung. (Die neuroanatomische Zuordnung dieser empirisch gefundenen Punkte von Sell wurde
von Grim und Christ erarbeitet: M. Grim, B. Christ: Zur
Innervation der langen Nackenmuskeln in bezug auf die
Sell'schen Irritationspunkte. *Manuelle Medizin*, Heft 2,
April 93.)

Neben diesen Irritationszonen läßt sich meist eine sulzige, schwammige Gewebsverdickung des Weichteilgewebes über dem blockierungsseitigen Atlasquerfortsatz testen (Abb. 5).

Die Untersuchung der ISG umfaßt die Beweglichkeitsprüfung der Hüftgelenke sowie palpatorische Befundung:

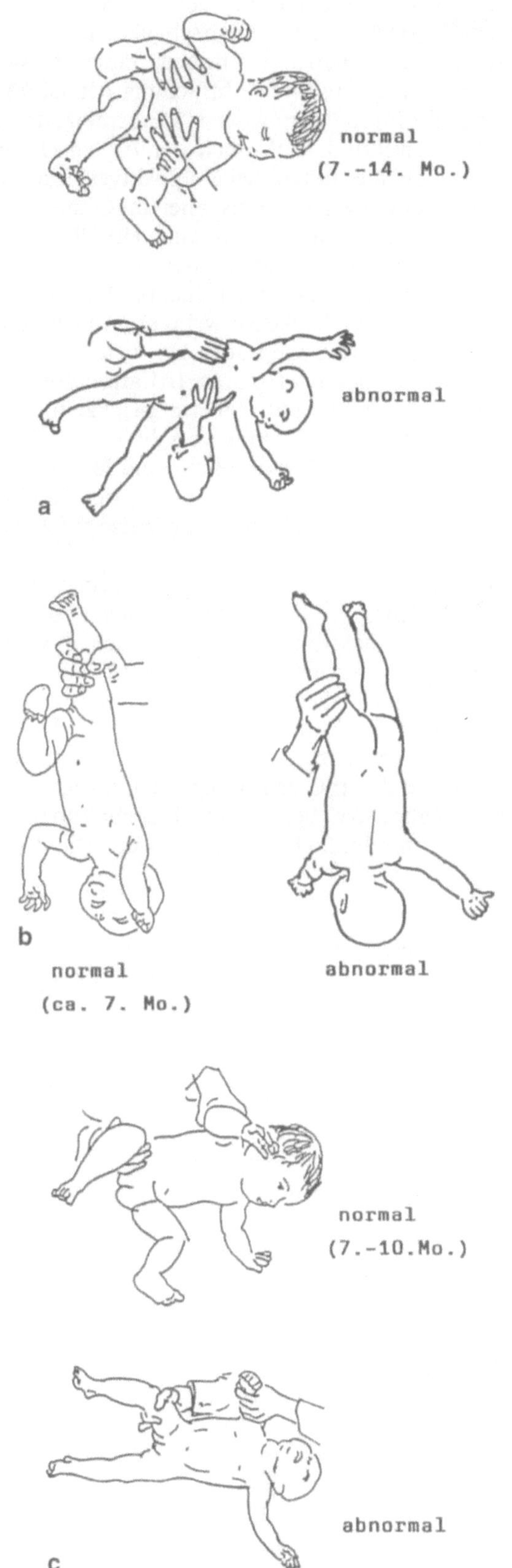

Abb. 7 **a** Voijta-Reaktion, **b** Collis-vertikal, **c** Collis-horizontal

Eine Funktionsblockierung der ISG kann eine Hüftdysplasie vortäuschen: Oberschenkellängendifferenz, Glutäalfaltenasymmetrie, Prominenz einer Beckenhälfe, verzogene Vulva, einseitige Abflachung der Glutäalmuskulatur und Einschränkung der Hüftabspreizung und der Hüftbeugeadduktion, evtl. auch der Außen-/Innenrotation. In Bauchlage finden sich ein positiver Federungstest über dem ISG sowie Irritationszonen im Glutaeus medius oder Glutaeus maximus, häufig auch eine Rotationsfehlstellung des Sakrums gegenüber den ossa iliaca (ventralisatio et caudalisatio per rotationem). Außerdem ist zu fahnden nach einer Beckenverwringung, nach einem Inflare oder Outflare, Upslip oder Downslip etc. (Abb. 6).

Die Prüfung der muskulären Irritationszonen (mod. nach Sell) hat den Vorteil, daß sie gleichzeitig auch die therapeutische Impulsrichtung vorgibt.

Die beschriebenen Testverfahren sind jederzeit wiederholbar und reproduzierbar. Der Erfolg der durchgeführten Manipulation läßt sich auf diese Weise sofort kontrollieren.

Jede manuelle Diagnostik im Säuglingsalter sollte durch die Prüfung der Lagereaktionen nach Vojta ergänzt werden (Vojta-Reaktion, Traktionsversuch, Axillarhang-Versuch, Abhangversuche nach Collis vertikal und Collis horizontal, Peiper-Isbert und Landau-Reaktion).

Segmentale Funktionsstörungen an der Halswirbelsäule, der oberen Brustwirbelsäule, am lumbosakralen Übergang und den ISG zeigen regelmäßig sogenannte abnormale Teilmuster bei diesen Lagereaktionen, auch wenn keine zerebrale Ursache vorliegt. Die Besserung oder das Verschwinden dieser abnormalen Teilmuster nach durchgeführter Manualtherapie bestätigt einmal die rein segmentale Ursache und dient zusätzlich zur Kontrolle der Behandlungsqualität (Abb. 7).

Einseitige Funktionsstörungen z.B. der Kopfgelenke und -oder der ISG führen zu einer Änderung des Afferenzmusters, die sich in einer asymmetrischen Tonussteuerung äußert und zum Bild des „schiefen Säuglings" bzw. der Schräglagedeformität führt.

In der Behandlung solcher Störungen steht die weiterentwickelte Form der Atlastherapie nach Arlen an oberster Stelle, da sie — im Gegensatz zu den klassischen Grifftechniken an den Kopfgelenken — aus der Neutralstellung von Kopf- und Wirbelsäule erfolgt und somit weitgehend risikolos ist und vor allem das gesamte Afferenzmuster in einer Weise zu änden vermag, wie es mit den anderen Techniken nicht gelingt. Gutmann, der eine ähnliche Technik anwandte, schreibt dazu: „Diese Therapie stellt jede andere, vor allem auch medikamentöse Behandlung in den Schatten".

Ergänzt wird die Atlastherapie durch die chirotherapeutischen Impulstechniken an den ISG und gegebenenfalls den anderen Schlüsselregionen der Wirbelsäule.

Das gilt auch für die Behandlung zerebraler Bewegungsstörungen, vor allem der spastischen Paresen, wobei sich hier zusätzlich die Anwendung sensorisch stimulierender Grifftechniken an den propriozeptiven Zonen der Extremitäten sowie spezielle Muskeldehntechniken bewährt haben.

Literatur beim Verfasser

I. Seifert

Praktische Bemerkungen zur manuellen Behandlung der Schräglagedeformitäten der Säuglinge

Diese Arbeit wurde auf dem Workshop „Manuelle Medizin – Behandlungs-konzepte bei Kindern", der vom 24.–26. November 1995 in Trier stattfand, präsentiert

Practical observations on the manual treatment deformities in infants as a result of transverse lie

Key words Transverse lie deformities · Treatment of infants · Mobilization techniques

Schlüsselwörter Schräglage-deformitäten · Säuglingsbehandlung · Mobilisationstechniken

Im folgenden gestatte ich mir einige Bemerkungen zur manuellen Behandlung der „schiefen Säuglinge" aus der Sicht einer orthopädischen Sprechstunde.

Ausgehend von den grundlegenden Ausführungen des Kollegen Coenen schildere ich meinen persönlichen Untersuchungs- und Behandlungsgang, geprägt von den Techniken der ÄMM.

Untersuchungsgang

Übersichtsuntersuchung

● Säugling in Rückenlage. Passive Rotation des Kopfes. Normaler-weise beantwortet das Kind diese Bewegung mit einem Schwenken des Beckens zur entgegengesetzten Seite (s. Coenen und [7]). Im Fal-le einer ein- oder doppelseitigen Kopfgelenkblockierung ist hier kei-ne Reaktion zu verzeichnen (Abb. 1).
● Säugling in Rückenlage. Passives Seitneigen des Kopfes (s. Coe-nen und [7]). Diese Bewegung beantwortet der Säugling mit einem Schwenken des Beckens zur gleichen Seite. Im Falle von ein- oder doppelseitigen Blockierungen bleibt dieser Test negativ (Abb. 2).
● Frontale Seitkippreaktion wie bei Coenen beschrieben.
● Übersichtsuntersuchung des Reflexverhaltens des Kindes ent-sprechend Vojta [9].

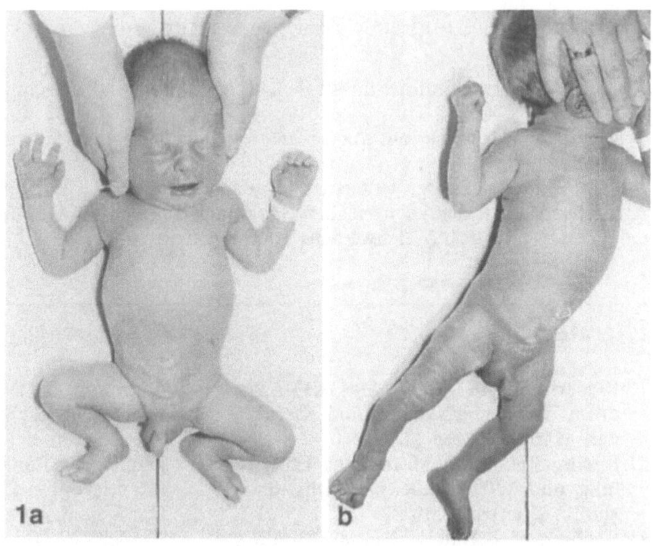

Abb. 1 Siehe Text

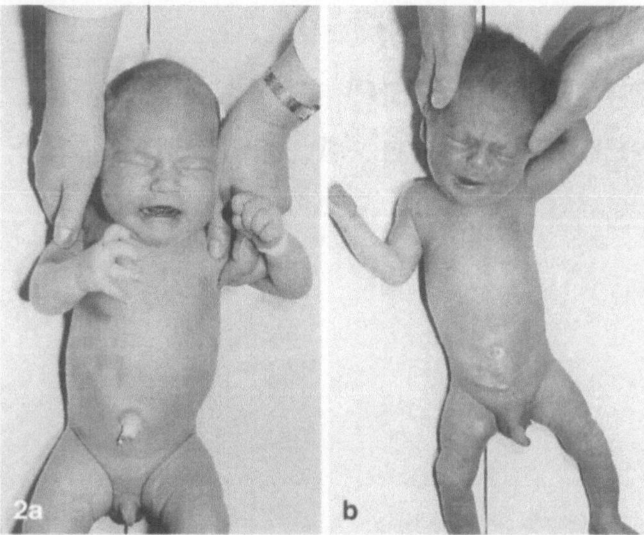

Abb. 2 Siehe Text

Gezielte Untersuchung

● Federungsuntersuchung Okziput/C1 der Anteflexion analog der Untersuchung am Erwachsenen.
● Federungsuntersuchung O/C1 der Seitneige in Rechts- und Linksrotation, ebenfalls analog der Erwachsenenuntersuchung.
● Untersuchung der Seitneige C1/2 ohne Rotation des Kopfes.

Dem erfahrenen Untersucher bietet sich mit diesen Handgriffen eine erstaunlich gute Information!

Therapie der gefundenen Funktionsstörungen

Ich beschränke mich immer ausschließlich auf Mobilisationstechniken:
● Repititive Mobilisation wie bei der oben genannten Untersuchung.
● Ein Verharren in der Untersuchungsendstellung: Nach einigen Atemzügen, auch beim schreienden Säugling, hat man das Gefühl der Lösung und des „Weichwerdens" der Endstellung.

Von einer Atlastherapie habe ich bei diesen Säuglingen abgesehen, um die dafür nötige Röntgenaufnahme zu vermeiden.

Wenn Sakroiliakalblockierungen gefunden werden, wurden sie selbstverständlich mitbehandelt. Häufig fand ich auch BWS-Blockierungen und beseitigte diese mit repititiv-federndem Dorsalschub. Niemals verzichtete ich auf die Therapie des Faszienrelease in Höhe Okziput/C1.

Ergebnisse

Sie sind überraschend gut. Die Techniken übe ich seit etwa 10 Jahren aus, immer wieder modifiziert in Zusammenarbeit mit dem Arbeitskreis „Manuelle Medizin bei Kindern".

In unserer Sprechstunde erhielten die Mütter einen Fragebogen, modifiziert nach Biedermann, zur Dokumentation der Beobachtung der Eltern.

Im Regelfall sind zwei, maximal drei Behandlungen erforderlich. Die Eltern haben niemals den Eindruck einer gewaltsamen Behandlung. Die Erfolge zeigen sich nicht nur in der Geradlagerung des Säuglings, sondern auch in der Symmetrisierung der Extremitätenbewegung, Normalisierung der Reflexabläufe. Die Eltern bemerken ein besseres Schlafverhalten. Der vorher seitlich liegende Haarabriebfleck des Kopfes infolge einseitiger Kopfauflage verschwindet.

Auf die Problematik der auch ohne manuelle Behandlung eventuell eintretenden Spontanremission soll hier nicht eingegangen werden.

Allerdings bin ich nach 10 Jahren intensiver Arbeit mit Säuglingen nicht mehr so zuversichtlich wie zu Beginn. Behandle ich wirklich Kopfgelenksblockierungen oder setze ich „einen" Impuls?

Es erhebt sich daraus die provokante Frage, ob nicht „irgendein" Reiz auf die okzipitozervikale Region das Afferenzmuster so beeinflußt, daß sich das Tonusverhalten der Säuglinge symmetrisiert.

Literatur

1. Biedermann H (1993) Das KISS-Syndrom der Neugeborenen und Kleinkinder. Manuelle Med 31:97–107
2. Buchmann (1908) Motorische Entwicklung und Wirbelsäulenfunktionsstörungen. Z Krankengymn 32
3. Buchmann J, Bülow B (1983) Funktionelle Kopfgelenksstörungen der Neugeborenen im Zusammenhang mit Lagereaktionsverhalten und Tonusasymmetrie. Manuelle Med 21:59–62
4. Gutmann G (1953) Die obere HWS im Krankheitsgeschehen. Neuralmedizin 1
5. Hassenstein B (1988) Der Kopfgelenksbereich im Funktionsgefüge der Raumorientierung. Die Sonderstellung des Kopfgelenksbereichs. Springer, Berlin Heidelberg New York
6. Mohr U (1977) Kopfgelenksblockierungen beim Kleinkind. Manuelle Med 15:46
7. Sachse, Schildt (1994) Manuelle Untersuchung und Mobilisationsbehandlung der Wirbelsäule. Ullstein, Berlin
8. Seifer I (1974) Kopfgelenksblockierungen bei Neugeborenen. Prager Kongreß, 9. Oktober 1974
9. Vojta V (1988) Die cerebralen Bewegungsstörungen im Säuglingsalter. Enke, Stuttgart

H. Lohse-Busch
M. Kraemer
U. Reime

Möglichkeiten der Rehabilitation von zerebralparetisch bedingten Bewegungsstörungen bei Kindern mit den Mitteln der Manuellen Medizin

Diese Arbeit wurde auf dem Workshop „Manuelle Medizin – Behandlungskonzepte bei Kindern", der vom 24.–26. November 1995 in Trier stattfand, präsentiert

Possibilities of rehabilitation for children with cerebral palsy, using manual medicine

Abstract A secondary pathology consisting of muscular and autonomic disturbance of function is frequently superimposed upon the primary organic cerebral defect syndrome. A large part of the clinical symptomatology begins with these functional disturbances, and they are at least theoretically susceptible to manual medicine and its related procedures before any neuroplastic habituation has set in. Treatable dysfunctions are described in detail and their interactive relationship explained. From this, the concept of rehabilitation, together with its goals and limitations, is developed. The results attainable in this way are exemplified by 150 children with infantile cerebral palsy.

Key words Manual medicine · Infantile cerebral palsy · Muscular dysfunction · Rehabilitation

Zusammenfassung Auf das primär hirnorganische Defektsyndrom pfropft sich regelhaft eine Sekundärpathologie von muskulären und vegetativen Funktionsstörungen auf. Ein großer Teil der klinischen Symptomatik beginnt mit diesen funktionellen Störungen, die vor ihrer neuroplastischen Verfestigung zumindest theoretisch der Manuellen Medizin und ihren verwandten Methoden zugänglich sind. Die behandelbaren Dysfunktionen werden detailliert beschrieben und in einen interaktiven Zusammenhang gestellt. Daraus wird die Rehabilitationskonzeption mit ihren Möglichkeiten und Grenzen entwickelt. Am Beispiel von 150 ICP-Kindern werden die mit dieser Konzeption erzielbaren Ergebnisse vorgestellt.

Schlüsselwörter Manuelle Medizin · Infantile Zerebralparese · Muskeldysfunktion · Rehabilitation

Nosologie der infantilen Zerebralparese unter funktionellem Gesichtspunkt

Die Rehabilitation bewegungsgestörter Kinder beschäftigt sich mit Symptomen, denen zentralnervöse Schäden zugrunde liegen. Die infantile Zerebralparese (ICP) ist als einmaliger Akt perinatologischer Hirnschädigung definiert. Entweder erleiden die Kinder perinatal eine Hypoxidose oder aufgrund der Unreife des Gefäßsystems der Frühgeborenen meist periventrikuläre Blutungen. Leider sind oft beide Noxen kombiniert [6, 14]. In einem hohen Prozentsatz wird der Schaden durch nachfolgende Krampfanfälle oder einen Hydrozephalus, die zu weiterem Neuronenverlust führen, kompliziert.

Kein Kind wird spastisch geboren. Spastizität ist eine physiologische Leistung des Rückenmarks und niederer Hirnzentren und zeigt lediglich den Ausfall der Kontrolle durch höhere Zentren an. Das steuerlose Rückenmark entwickelt neben der Spastizität eine Fülle von Funktionsstörungen.

Ein gesundes Kind trägt in den Grenzen, die durch die angeborenen Sonderbegabungen gesetzt sind, alle sensiblen und motorischen Möglichkeiten in seinem ZNS. Kinder lernen in den ersten Lebensjahren, diese Möglichkeiten auszunutzen und zu Fähigkeiten zu machen. Auf der Basis angeborener Reflex- und Reaktionsmuster probieren Kinder alle Möglichkeiten aus, um sich jeweils für das Optimum zu entscheiden. Bewährtes wird im Kleinhirn und Stammhirn, teilweise auch im Rückenmark abgespeichert und die einzelnen Bewegungskopien in Einzelschritten zusammengefügt, so daß eine harmonische, individuelle Motorik entsteht.

Propriozeption und Neuroplastizität

Das Phänomen der Neuroplastizität war lange umstritten [16]. Neuere Untersuchungen [11] weisen zweifelsfrei nach, daß unter der Voraussetzung entsprechender Stimuli das menschliche ZNS über Aussprossungen von Axonen und feste synaptische Verbindungen nicht nur Umwegsbahnungen für unterbrochene Leitungen organisch installiert, sondern für diese Zwecke auch dafür ursprünglich nicht vorgesehene Hirnteile – begrenzt – benutzen kann. Unter physiologischen Bedingungen hilft dieser Vorgang, immer wieder ausgeführte Bewegungsmuster „hirnorganisch" zu verfestigen und hat damit Teil an der Entstehung eines substantiellen Bewegungsgedächtnisses. Der Nachteil dieses an sich nützlichen Vorgangs ist das Einschleifen der pathologischen Muster bei ICP und die progrediente Inaktivitätsatrophie unbenutzter Neurone.

„Das Gehirn ist als ein Organ der Antwort aufzufassen" [6]. Wenn die Aufnahme oder Verarbeitung von Propriozeption gestört oder zerstört ist, kann auch kein sinnvoller Befehl an die Peripherie erteilt werden. Der propriozeptive Apparat erleidet à la longue eine Inaktivitätsatrophie. Efferenzen werden unsinnig und deswegen teilweise von anderen Zentren inhibiert; teilweise sehen wir die Folgen in der Peripherie. Die unter physiologischen Bedingungen existenten Schaltkreise verkümmern mit der Zeit und gehen durch negativ-neuroplastische Vorgänge irreversibel verloren.

Die neuroplastische Verarmung stellt ein basales Problem der Entwicklungsförderung hirngeschädigter Kinder dar. Einerseits ermöglicht uns das neuroplastische Aussprossen von Synapsen die Produktion neuer und die Reproduktion bereits gelernter und damit gebahnter Bewegungen, andererseits hindert sie unsere bewegungsgestörten Kinder aus einmal beschrittenen Sackgassen wieder herauszukommen. Die bei Gesunden so nützliche Neuroplastizität ist bei Bewegungsgestörten deshalb nicht selten wegen der irreversiblen, progredienten Folgeschä-

den sensu strictiori als ein eigenes hirnorganisches Defektsyndrom zu werten.

Ein Ansatzpunkt, dieses Problem zu lösen, liegt in der frühzeitigen Schaffung neuer Bewegungsmöglichkeiten durch eine verbesserte Biomechanik. Bessere motorische Möglichkeiten führen zu reicherer Propriozeption, die in den durch den Hirnschaden gesetzten Grenzen die motorischen Ergebnisse optimiert.

Bewegungsgestörte Kinder haben primär nur eingeschränkte Möglichkeiten, unterschiedliche Bewegungen auszuprobieren. Nur wenige Wege sind gangbar. Teilweise sind Weiterentwicklungen, die mit dem Wachstum notwendig würden, nicht möglich. Schon sehr frühzeitig fallen Schaltkreise sensomotorischer Zentren der Inaktivitätsatrophie anheim, ohne daß sie je benutzt worden wären. Es darf aber andererseits nicht vergessen werden, daß auch geschädigte Hirne grundsätzlich im Aufbau begriffen sind und damit auch Entwicklungsmöglichkeiten vorhanden sind. Eine Besserung der therapeutischen Möglichkeiten ist zu erwarten, wenn wir die neuroplastischen Vorgänge besser verstehen- und zu nutzen lernen.
Die grundsätzlich positiven Entwicklungsmöglichkeiten werden aber bei ICP durch ursprünglich funktionelle, in einem ständigen Übergang strukturell werdende Muskelkontrakturen zunichte gemacht. Es scheint auch, daß die langen Röhrenknochen schneller wachsen als die zugehörigen Muskeln und damit der Entstehung irreversibler Kontrakturen Vorschub geleistet wird. Nicht selten können spastisch bewegungsgestörte Kinder im Alter von 3–4 Jahren gehen, um diese Fähigkeit mit dem zweiten Gestaltwandel wegen der Kontrakturen wieder zu verlieren.

Das klinische Bild

Um die Indikation zur Rehabilitation bewegungsgestörter Kinder zu stellen, muß die Symptomatik bekannt sein, die einer Behandlung zugänglich sein könnte. Nur so kann die unabdingbar notwendige Definition des *Behandlungsziels* gefunden werden.

Das klinische Bild eines Bewegungsgestörten muß in jedem Fall daraufhin untersucht werden, welche der Symptome primäre Folgen des hirnorganischen Defektsyndroms oder irreversibler Strukturveränderungen des Bewegungssystems sind. Dabei schält sich der Symptomenkomplex heraus, der sekundär, ursprünglich aus reinen Funktionsstörungen wegen des Mangels an Steuerungsimpulsen im sensomotorischen System entstanden ist. Diese Sekundärpathologie ist einer fließenden Entwicklung von der funktionellen Störung zur strukturellen und damit irreversiblen Veränderung unterworfen.

Das klinische Bild der ICP ist demnach außerordentlich bunt. Die ICP ist damit keine nosologische Entität, sondern ein individueller Symptomenkomplex (Tabelle 1).

Tabelle 1 Gegenstand der Rehabilitation

Strukturelle und funktionelle Symptome von Bewegungsstörungen bei ICP	
Irreversible, primär hirnorganische Symptome oder Strukturveränderungen im sensomotorischen System	Sekundäre, funktionelle Symptome mit der theoretischen Möglichkeit der Reversibilität
Persistierende frühkindliche Reflexe	Strukturelle Muskelkontrakturen
Spastizität	Funktionelle Muskelkontrakturen
	Muskeldysbalance,
Veränderte Hemmschwelle mit Bewegungsarmut und Bewegungsstürmen (spastische Automatismen)	Pseudoparese
	Funktionelle biomechanische Gelenkbehinderung
Primäre Hirnatrophie und neuroplastische Verarmung	
	Muskuläre und vegetative Hypertonie
Athetose	Muskuläre und vegetative Hypotonie
Chorea	
Choreoathetose	Örtlich und zeitlich wechselnde Tonusverhältnisse
Ataxie	Rigidität
	Vermehrte Viskoelastizität
Irreversible arthrogene Gelenkkontrakturen	
Strukturelle Muskelkontrakturen	(Hüftdysplasie)
	(Statische Skoliose)
	Gestörte sensomotorische Wahrnehmung
	Frühkindliche Reflexe

Die Kontrakturen

Die *strukturelle Muskelkontraktur* ist teilweise irreversibel und nur der chirurgischen Intervention zugänglich. Andererseits wissen wir von Sportlern und Ballettänzern, daß Muskeln sehr wohl strukturell gedehnt werden können. Diese Möglichkeit kann ausgenutzt werden, indem konsequent postisometrische Relaxationen [8] durchgeführt werden. Diese Methode erfordert sehr viel Fingerspitzengefühl, um möglichst eine Nozizeption zu vermeiden, die unweigerlich zur konterkarierenden, spastischen Gegenreaktion führen würde.

Die *funktionelle Muskelkontraktur* findet ihren Ursprung in der *Muskeldysbalance* nach Janda [14]. Danach neigen primär Haltearbeit leistende, langsame Zukkungsfasern enthaltende, tonische Muskeln bei jedweder Störung der Muskelsteuerung zur Verkürzung und primär Bewegungsarbeit leistende, schnelle Zuckungsfasern enthaltende, phasische Muskeln zur Abschwächung. Jandas Beobachtungen interferieren mit dem Gesetz der reziproken Antagonisteninhibition von Sherrington; denn meist haben tonische Muskeln phasische Gegenspieler. Die dauerhafte spastische Kontraktion der tonischen Muskeln führt zur ebenso dauerhaften Abschwächung der phasischen. Janda nennt diesen Zustand *Pseudoparese*.

Die Muskeldysbalance betrifft auch das Zusammenspiel von Erector-spinae-System und Bauchmuskulatur. Auch bei stark hypotonem Grundtonus befindet sich die Bauchmuskulatur immer im Zustand der Pseudoparese. Von dieser Aussage ausgenommen sind die Athetosen und dyskinetischen Dystonien. Eine wirksame Einflußnahme gelingt hier im Zusammenspiel von vorbereitender Atlas-therapie mit chirotherapeutischen Manipulationen der Wirbelgelenke und myofaszialem Dehnen der verkürzten Muskeln.

Einen besonders schlechten Einfluß übt die Muskeldysbalance auch auf die Entwicklung der Hüftgelenke [24] aus. Besonderes Augenmerk verdienen hier das Ileosakralgelenk, die Hüftbeuger und Innenrotatoren, deren Verkürzungen schließlich zur Entwicklungsstörung der Pfannen, Vergrößerung des Pfanneneingangswinkels, der Antetorsion und damit zur Luxation führen. Hier hat sich im Frühstadium der Dysplasie vor allem die postisometrische Relaxation der verkürzten Muskeln bewährt, nachdem Beckenringdysfunktionen manipulativ behandelt worden sind. Bei fortgeschrittenen Stadien muß die postisometrische Relaxation durch das myofasziale Lösen ersetzt werden. Die vorbereitende Atlastherapie verbessert den Globaltonus.

Spastizität, Rigidität und Viskoelastizität der dysfunktionellen Muskulatur

Die muskuläre *Rigidität* (Steifigkeit) imponiert als sog. Bleirohrphänomen bei der Bewegung von Gelenken. Der muskuläre Widerstand ändert sich im Unterschied zur Spastizität bei der Bewegung nicht.

Bei der *Spastizität* hingegen nimmt mit zunehmender Winkelgeschwindigkeit der Gelenkbewegung der Widerstand zu. Spastizität und Rigidität sind meist miteinander vorhanden. Die Rigidität stellt wegen der mit ihr verbundenen Steifigkeit der Gelenke eine ernste Bewegungsbehinderung dar, da sie im Verein mit der spastischen Kokontraktion Bewegungen zusätzlich hemmt und ganz unmöglich machen kann. Rigidität kann generalisiert auftreten und auch nur einzelne Körperregionen betreffen. Besonders hinderlich ist die Rigidität auch, wenn sie mit muskulärer Hypotonie vergesellschaftet ist. Hier wird zuvörderst das myofasziale Lösen hilfreich.

Die erhöhte *Viskoelastizität* der Muskeln und des Fasziensystems stellt besonders wegen der straffen und dauerhaft verkürzten Faszien [22] ein wichtiges biomechanisches Hindernis dar.

Wenn die *Rigidität* das Palpationsgefühl der *Steifigkeit* vermittelt, so ist das Gefühl vermehrter *Viskoelastizität* eher mit der Empfindung der *Zähigkeit* zu umschreiben. Faszien und Muskeln fühlen sich prallelastisch an. Erhöhte Viskoelastizität kommt kaum generalisiert vor. Sie betrifft nur einige, oft aber sehr wichtige Körperregionen. Besonders in Schlüsselregionen stört sie die Biomechanik der Bewegungen empfindlich. Eine Korrelation mit dem Muskeltonus und der Rigidität besteht nicht. Intrinsische (Rigidität, Viskoelastizität) dysfunktionelle Veränderungen der Muskeln dürfen bei der Rehabilitation nicht unterschätzt werden [13].

Der muskuläre Tonus

Leider gibt es bis dato keine brauchbare Definition für den Begriff Tonus. Er soll hier als palpable Grundspannung der Muskulatur als Kombination aus viskoelastischem und neuromuskulärem Tonus [22] verstanden werden. Die Tonusverhältnisse bei tetraparetischen Kindern kann man grob in folgende Gruppen einordnen:
● Der *generalisierte Strecktonus* betrifft die Wirbelsäulenmuskulatur und die unteren Extremitäten. Er führt zur gewaltsamen und totalen Überstreckung der Wirbelsäule, die unter Einsatz ständig wechselnden Krafteinsatzes der autochthonen Wirbelsäulenmuskulatur entsteht und sich insofern vom Opisthotonus deutlich unterscheidet. Die unteren Extremitäten nehmen an der Überstreckung teil.

Die oberen Extremitäten aber werden wegen der Persistenz des symmetrisch-tonischen Nackenreflexes regelmäßig im Beugetonus gehalten. Meist handelt es sich bei dieser Konstellation um jüngere Kleinkinder. Im Laufe der Entwicklung läßt die Hypertonie der Wirbelsäulenmuskulatur deutlich nach. Als therapeutisches Mittel steht hier die Atlastherapie im Zusammenspiel mit tiefem myofaszialem Lösen im Nacken sowie im Bereich der Extremitäten zur Verfügung [1, 9, 10]. Diese Maßnahmen machen kindgerechte Manipulationen der Wirbelsäule und der Extremitäten erst möglich.
● Der *topographisch verschiedene Tonus in der Körperachse:* Die autochthone Wirbelsäulenmuskulatur ist quasi steuerlos hypoton und hypermobil. Die Bauchmuskulatur ist ganz schlaff im Sinne der Pseudoparese. Die Extremitäten hingegen können schlaff sein, aber auch recht hypertone Verhältnisse zeigen, wobei die unteren Extremitäten seltener gestreckt, meist aber gebeugt gehalten werden, und die oberen Extremitäten immer gebeugt in der sog. Morohaltung verharren. Die Kinder zeigen eine anfänglich instabile Sitzkyphose, die sich wegen der immer vorhandenen Dysfunktionen der Ileosakralgelenke und der Kopfgelenke zur statischen und schließlich zur neurogenen strukturellen Skoliose entwickelt. Besonders an den unteren Extremitäten entstehen über das Stadium der funktionellen Muskeldysbalance erhebliche Beugekontrakturen. Die Tonisierung der hypotonen Wirbelsäulenmuskulatur ist Domäne der Atlastherapie, die durch das myofasziale Lösen im Nacken unterstützt werden sollte. Für die hypertonen Extremitäten hat sich das myofasziale Lösen in Verbindung mit Atlastherapie ebenfalls bewährt, da beide Methoden tonusregulierend wirken.
● Die *rechts/links-Tonusasymmetrien* an Rumpf und Extremitäten können einerseits durch das hirnorganische Defektsyndrom selbst, aber auch als Folge dysfunktionell-hypertoner segmentaler Streckmuskeln [26] im Bereich des Achsenskeletts entstehen, die sich neuroplastisch verfestigt haben. Sie leisten der Entstehung der *neurogenen Skoliosen* Vorschub. So findet man oftmals in der autochthonen Muskulatur der Wirbelsäule einseitig hypertone Abschnitte, die mit anfänglich eher arthrogenen, festsitzenden Dysfunktionen der zugehörigen Wirbelgelenke vergesellschaftet sind. Diese Gelenkdysfunktionen rezidivieren von Tag zu Tag, werden dann aber weicher und eher myogen. Hier steht nach vorbereitender Atlastherapie die chirotherapeutische Manipulation [20] als Mittel erster Wahl zur Verfügung.
● Die generalisierte *Hypotonie* mit und ohne Minimalspastizität: Einige Autoren rechnen diese Symptomatik nicht zur ICP. In der Tat verbergen sich hinter dieser Symptomatik nicht selten genetische Dysmorphien von den Muskelschwundkrankheiten bis zum Morbus Down. Auch kommen intrauterine Infektionen in Frage. In vielen Fällen sprechen die Anamnese und das Fehlen anderweitiger Befunde aber doch für eine geburtstraumatische Genese. Hier ist wieder die Atlastherapie das Mittel der ersten Wahl. Da aber die oberen Nackenmuskeln meist eine erhöhte Viskoelastizität aufweisen, kommt auch das myofasziale Lösen zum Einsatz.
● *Zeitlich wechselnde Tonusverhältnisse* im motorischen System sind besonders störend. Es ist wohl die erniedrigte Hemmschwelle in der Gesamtmotorik für dieses Phänomen anzuschuldigen. Exogene Faktoren, Geräusche, emotionale Spannungen oder die Tagesform führen zur allgemeinen Muskeltonuserhöhung, die der Auslöser unbeherrschbarer Bewegungsstürme sein kann. Hier ist die Optimierung des Muskeltonus anzustreben. Neben der chirotherapeutischen Durcharbeitung des gesamten Bewegungssystems hat sich hier im Verbund mit der Atlastherapie das myofasziale Lösen besonders der Strukturen des Nackens und der sog. Durarelease bewährt.

Der vegetative Tonus

Der muskuläre und vegetative Hypertonus korrelieren meist miteinander. In Regionen erhöhter muskulärer Grundspannung finden sich meist trophische Störungen, die auf einen erhöhten Sympathikotonus zurückzuführen ist. Die Kinder haben kalte Extremitäten. In der Literatur finden sich etliche Hinweise auf die Wirksamkeit der Atlastherapie bei sympathicogenen Störungen [19]. Die Atlastherapie ist bei der Therapie dieser trophischen Störungen das einzige derzeit zur Verfügung stehende Mittel. Bei Einsatz der Atlastherapie berichten Eltern und Lehrer außerdem regelmäßig über eine deutlich verbesserte Vigilanz, ein erhöhtes Konzentrationsvermögen, Förderung der Sprachentwicklung und kognitiver Fähigkeiten. Diese Beobachtungen decken sich mit den Ergebnissen, die bei Einsatz der Atlastherapie in der Geriatrie zu vermerken sind. Muskulärer und vegetativer Hypotonus korrelieren nicht unbedingt miteinander. Es werden Fälle muskulärer Schlaffheit mit ausgeprägter Hypersympathikotonie beobachtet. Hier ist die Atlastherapie das Mittel der Wahl, da sie ja, wie oft fehlerhaft angenommen wird, den Tonus im vegetativen und motorischen System nicht etwa nur senkt, sondern vor allem regulierend eingreift.

Die gestörte Propriozeption

Muskeln und Bindegewebe sind propriozeptive Organe. Biomechanische Störungen im motorischen und myofaszialen System bedingen eine verarmte Propriozeption, die aber für die körperliche und geistige Entwicklung unabdingbar ist. Wenn die Afferenzen vermindert ist, kommt es zur Verschlechterung der sensomotorischen Wahrnehmung und in der Folge zur Verminderung der sensomotorischen Integration und Bewegungskoordination [7]. Es gibt Kindern, die in ihrem Körperschema Arme oder Beine mangelhaft oder gar nicht verzeichnet haben und sie infolgedessen nicht einsetzen. Ein besonders hinderlicher Mangel zeigt sich im Fehlen der Propriozeption aus den Fußmuskeln, besonders des M. quadratus plantae pedis und der Fußsohlen. Die Massagebehandlung der Füße ist deshalb außerordentlich wichtig. Mangelnde Rückenaufrichtung resultiert oft einfach daraus, daß die Kinder ihr Erector-spinae-System gar nicht finden.

Wirkung manualmedizinischer Methoden

Alle angeführten Methoden aus dem Arsenal der Manuellen Medizin verbessern die Biomechanik und damit die Propriozeption und Sensomotorik. Der Vorteil der Methoden ist ihr verschiedener Ansatz und damit ein unterschiedlicher Eingang in das System.

- Klassische Chirotherapie [3, 8] verbessert die Gelenk- und Muskelbiomechanik.
- Atlastherapie nach Arlen [17–19] löst einen regulierenden Globaleffekt auf den vegetativen und motorischen Tonus aus.
- Myofasziales Lösen [1, 9, 10] bewirkt nicht nur vordergründige biomechanische Verbesserungen, sondern stellt über das vegetativ innervierte, mit glatten Muskelfasern durchsetzte und funktionell anpassungsfähige Fasziensystem [25] und der wahrscheinlichen interneuronalen Verschaltung auf der spinalen Reflexebene auf das motorische System eine Therapiemöglichkeit dar, die offensichtlich die Muskeln verbessert, ohne daß sie direkt angefaßt werden müssen. Es handelt sich deswegen um ein geradezu elegantes Adjuvans zur Vermeidung unerwünschter spastischer Reaktionen.

Manipulation vs. Mobilisation

Frisch [8] gibt folgende Definitionen: „Die *Mobilisation* der Gelenke erfolgt durch passive, wiederholte Bewegungen, Traktion und/oder Gleitbewegung mit geringer Geschwindigkeit und zunehmender Amplitude zur Vergrößerung des eingeschränkten Bewegungsraumes. Die *Manipulation* ist eine Gelenkbehandlungstechnik, die durch Abheben der Gelenkflächen voneinander mit geringer Kraft durch Impulse von hoher Geschwindigkeit und kleiner Amplitude auf den zu mobilisierenden Gelenkpartner einwirkt, um die Bewegungssperre im Gelenk zu beseitigen."

Beide Techniken haben ihren Platz in der Rehabilitation bewegungsgestörter Kinder. Eine segmentale Mobilisation ist jedoch bei hyperton-spastischer Ausgangslage meist nicht möglich, da die Gelenke (Ausnahme Ileosakralgelenke) wegen der maximalen muskulären Verspannung gar nicht einzeln eingestellt werden können. Die Diagnostik an den Wirbelgelenken kann nur indirekt über die Irritationspunkt/-zonendiagnostik erfolgen und muß, da eine Verriegelung ebensowenig möglich ist, mit Sell-Techniken [3] durchgeführt werden. Der Manipulationsimpuls an der Lendenwirbelsäule wird ausschließlich mit der Mittelfingerspitze gegeben. An der Brustwirbelsäule und Rippengelenken wird zarter Daumendruck angewandt. Besondere Aufmerksamkeit erfordert der mittlere Brustwirbelsäulenabschnitt [26].

An der *Halswirbelsäule* ist grundsätzlich das Myofasziale Lösen vorzuziehen. Die *Extremitätengelenke* erfordern sowohl Myofaszialtechniken als auch Stoßmanipulationen. Die vordere Thorax- und Bauchwand ist keinesfalls zu vernachlässigen und mit Myofaszialtechniken zu behandeln. Diese Techniken sichern einen minimalen und kindgerechten Kraftaufwand.

Kindertränen sind ein schlechter Ausweis für den Manualmediziner.

Bei den meist auch geistig behinderten ICP-Kindern oder bei sehr kleinen Kleinkindern ist der größte Teil der Fazilitations- und Inhibitionstechniken [8] wertlos, da die Kinder nicht kooperieren können. Nicht geistig behinderte Kinder haben sehr oft Störungen der Augen- und Zungenmotorik [7, 15], so daß sanfte Erwachsenentechniken, die sich dieser hilfreichen Bewegungen bedienen, nicht angewandt werden können. So verhält es sich auch mit allen neuromuskulären Techniken.

Für die Diagnostik der *Kopfgelenke* ist die röntgenologische und direkte biomechanische Funktionsprüfung notwendig. Für die Diagnostik und Behandlung der *Ileosakralgelenke* und der Extremitäten sind die Techniken aller Schulen des deutschen Sprachraumes grundsätzlich gleichwertig [20]. Mobilisationen, Manipulationen und myofasziales Lösen stehen zur Behandlung des ISG gleichwertig nebeneinander. Die Manipulation läßt sich aber schneller bewerkstelligen.

Manuelle Medizin bei bewegungsgestörten Kindern kann nicht durch Krankengymnasten durchgeführt werden. In ihrer Ausbildung fehlt die Röntgendiagnostik und damit automatisch die Befähigung zur Kopfgelenkbehandlung. Die Stoßmanipulation an Wirbelgelenken ist ihnen aus Gründen der Gefahrenabwehr und der nachmaligen Haftung nicht erlaubt. Es fehlt ihnen die ärztliche Ausbildung zur klinischen Diagnostik und zur sachgerechten Reaktion auf Komplikationen. Patijn [23] beschreibt, daß bei 67% aller Todesfälle nach Manipulationen an der Halswirbelsäule keine ärztliche Diagnostik durchgeführt worden ist.

Wir bereiten derzeit eine Mitteilung vor, nach der die Anzahl der geburtstraumatischen Frakturen und Luxationen bei ICP-Kindern im Bereich der oberen Halswirbelsäule besonders hoch ist. Oftmals muß zum Schutz des Lebens von Mutter und Kind eine Geburt schnell beendet werden. Hinter der ohnehin bestehenden Hypoxidose mit der Folge der ICP-Symptomatik tritt eine hohe Querschnittssymptomatik meist vollständig zurück. Hier hilft nur das subtil befundete Röntgenbild, um die Kinder vor kontraindizierten Manipulationen zu schützen.

Die Rehabilitationskonzeption

Manuelle Medizin befaßt sich „mit den reversiblen Funktionsstörungen am Haltungs- und Bewegungsapparat" [8] und verbessert damit auf biomechanischem Weg die Propriozeption, die mit der Sensomotorik engstens verknüpft ist. Das Ergebnis ist eine bessere *Bewegungsmöglichkeit* – nicht aber automatisch eine bessere *Bewegungsfähigkeit*. Als Indikation hat sie im Rahmen der Rehabilitation bewegungsgestörter Kinder die Zuarbeit zur bewegungsprogrammierenden Physiotherapie. Mindestens eine Verbesserung des Handling der Kinder sollte erreicht werden.

Das bewährte manualmedizinische Instrumentarium besteht aus den vom Arbeitskreis Manuelle Medizin bei Kindern in der Deutschen Gesellschaft für Manuelle Medizin [20] erarbeiteten, oben im einzelnen aufgeführten, kindgerechten Techniken. Nach den vorliegenden Ergebnissen ist die Atlastherapie in der Lage, als alleinige Methode zur fortlaufenden Physiotherapie bereits einen wirksamen Beitrag zur Funktionsverbesserung dysfunktioneller Zustände bei ICP zu leisten [17, 18]. Dieses Ergebnis ist aber durch die Anwendung aller manualmedizinischen Techniken deutlich steigerbar (s. auch Baumann in diesem Heft). Der Angang des Problems von verschiedenen Seiten zögert die Rezidive der biomechanischen Störungen aus.

Die Rezidivneigung dieser funktionellen Störungen ist beträchtlich, da das pathogenetische Moment des Grundleidens bestehen bleibt. Die Rehabilitation bewegungsgestörter Kinder ist deshalb unverändert ein Langzeitunternehmen, das in eine Rehabilitationskonzeption gestellt werden muß, welches neben der Manuellen Medizin intensive Krankengymnastik, propriozeptive und tonusregulierende Massagen, Ergotherapie, wenn möglich Bewegungsübungen im Wasser und nicht zuletzt die notwendige Versorgung mit Orthesen und Hilfsmitteln einschließt.

In den letzten 10 Jahren hat sich ein Rehabilitationsplan herausgebildet: Initial sollte eine 2- bis 4-wöchige Intensivbehandlung durchgeführt werden. Werktäglich wird die gesamte Konzeption angewandt, um dem System immer wieder zu zeigen, wie es besser arbeiten könnte und, um immer wieder die Propriozeption anzustoßen. Leider können wir die dahinterstehende Idee auf deutsch nicht schlagwortartig ausdrücken. Die Franzosen kennen die Begriff: Rééducation et réadaptation fonctionnelles. („funktionelle Umerziehung und Adaptierung"). Im Laufe der Intensivbehandlung nimmt Zahl und Intensität der Funktionsstörungen ab.

Die Behandlungsplanung erfordert große Erfahrung. Als Faustregel mag aber gelten, daß leichte dispastische Symptome mit nur tonischen Spitzfüßen eine initiale Behandlungszeit von 2 Wochen erfordern und ein schweres tetraparetisches Bild über 4 Wochen behandelt werden muß.

Die Intensivbehandlung soll einen gewissen Vorrat an biomechanischem Zugewinn schaffen, der durch häusliche Physiotherapie ausgenutzt werden soll. Die Eltern müssen deshalb die jeweilige Physiotherapie möglichst erlernen. Wegen der Rezidivneigung der Funktionsstörungen muß je nach Befund mehr oder weniger einmal im Monat eine Sitzung mit Manueller Medizin erfolgen.

Wir haben in Deutschland cum grano salis ein flächendeckendes Netz von Manualmedizinern, die diese Aufgabe übernehmen, wenn auch meist nicht alle genannten manualmedizinischen Techniken ausgeführt werden können. Eine Stunde Fahrzeit zum Manualmediziner einmal im Monat halten wir für grenzwertig zumutbar.

Wenn im Einzelfall durch dieses Vorgehen eine brauchbare Entwicklungsförderung erzielt werden kann, ist in der Regel nach einer Reifezeit von 6 Monaten eine erneute

Intensivbehandlung von meist 2 Wochen Dauer indiziert, um erneut zu einem Entwicklungsschub zu kommen.

Immer wieder hört man, daß durch zu häufiges Manipulieren Schäden am Bewegungssystem im Sinne von Hypermobilitäten entstehen könnten. Eine nachweisende oder nur hinweisende Untersuchung für dieses eventuelle Phänomen liegt nicht vor. Die heutigen, lege artis durchgeführten Manipulationstechniken, die zudem noch kindgerecht umgestaltet worden sind, schließen solche Schädigungen aus.

Therapienihilismus vergibt Chancen. Wenn ein Kind lernt, als Minimalleistung sich im Bett zu drehen oder die Hand zum Mund zu führen, um zu essen, so sind kleine Fortschritte große Fortschritte. Es geht nicht immer nur darum, laufen zu lernen.

Relative Kontraindikationen bei ICP-Kindern sind je nach Methode und Topographie der Anwendung destruierende Prozesse im Bereich der zu behandelnden Strukturen, höhergradige Arnold-Chiari-Malformationen, „tethered spinal cord syndrom". Krampfanfälle sind keine Kontraindikationen, sofern es sich nicht um spezielle Reflexepilepsien [5] handelt.

Eine relative Kontraindikation zur Durchführung der Gesamtkonzeption richtet sich nach dem Behinderungsgrad, den vor der Behandlung leider unbekannten Möglichkeiten des geschädigten ZNS und dem Rehabilitationsziel.

Wenn bei Schwerstmehrfachbehinderung sich ein motorisches Lernen als unmöglich erweist, sollte mindestens eine Verbesserung der Biomechanik angestrebt und erhalten werden, um wenigstens das Handling der Kinder bei den täglichen Verrichtungen zu erleichtern. Hierzu sind individuell mit großer Erfahrung zu planende Kurzbehandlungen und Intervallbehandlungen durchzuführen.

Das Rehabilitationsteam und seine Aufgabenteilung

Die Aufgaben des Arztes bestehen in der klinischen, manualmedizinischen und ebenso unabdingbaren röntgenologischen Untersuchung mindestens der Halswirbelsäule, ohne die eine manipulative Behandlung ein ärztlicher Behandlungsfehler wäre [19]. Die verschiedenen Wirbelsäulenabschnitte und myofaszialen Strukturen werden vom Arzt in einer Sitzung behandelt. Der Arzt muß also alle genannten Techniken, einschließlich eines profunden Wissens in Neuropädiatrie und Entwicklungsneurologie, beherrschen.

Ihm obliegt die Versorgung mit den besonders wichtigen neuroreflektorisch wirksamen, reflexhemmenden Einlagen und Orthesen, Therapiegipsen, sowie die Korsettversorgung und Verordnung, bzw. Anpassung von verschiedenen Hilfsmitteln [2] (Rollstuhl, Rollator, Kommunikationscomputer, postoperative Liegeschalen, Stehtrainer etc.). Er sichert auch die Zusammenarbeit mit den Chirurgen für allfällig notwendig werdende Korrekturoperationen.

Der Arzt plant und beaufsichtigt in unabdingbarer örtlicher Nähe zu allen anderen Beteiligten die Rehabilitation.

Der *Krankengymnast* versucht, die durch ärztliche Arbeit neu hinzugewonnenen biomechanischen Möglichkeiten in dauerhafte Postural- und Bewegungsmuster umzuwandeln. Um für die Kinder ein Optimum an Förderung zu erzielen, sollte die Behandlung frei von den Ideologien der verschiedenen Schulen, die „neurophysiologisch begründete" Krankengymnastik anbieten, durchgeführt werden [16]. Elemente sog. klassischer Krankengymnastik (Dehntechniken, Vestibularissystemschulungen etc.) die Konzepte nach Vojta, Bobath, Ayres und Castillo Morales sind durchaus je nach Rehabilitationsziel bei dem gleichen Kind in sinnvoller Weise anwendbar. *Die Krankengymnastik sollte für das Kind, nicht für den Autor einer Methode durchgeführt werden.* Zumal die etwaige Überlegenheit einer Methode über die andere nicht zu bestehen scheint [12].

Bewegungsübungen im warmen Wasser sind aus 2 Gründen unverzichtbar: Unter Ausschluß der Gravitation und in entspannter Wärme kann das betroffene ZNS bisher unbekannte Körperhaltungen- und Bewegungen entdecken, ausprobieren und erlernen. Der neuroplastischen Verarmung wird entgegengewirkt. Der zweite Grund ist von ebenso großer Wichtigkeit: Die mit geeigneten Schwimmhilfen ausgerüsteten Kinder erleben eine eigenständige Lokomotion. Der psychische Effekt ist nicht zu unterschätzen [15]. Auch therapiemüde Kinder bekommen eine neue Motivation für die Rehabilitation.

Die *Ergotherapie* hat als vordringliche Aufgabe, die Augen-Hand-Koordination und die Feinmotorik zu schulen. Ergotherapeutische Behandlung und Krankengymnastik gehen ineinander über.

Die *Massage* ist ein wichtiges Element in der Rehabilitation bewegungsgestörter Kinder. Sie hat die Aufgabe, je nach Ausgangslage detonisierend und tonisierend einzuwirken. Ihre inhibitorische Wirkung [21] auf die Plus- und Minusvarianten der muskulären und vegetativen Dysfunktion kann nicht hoch genug eingeschätzt werden. Grundsätzlich hat sie propriozeptionsfördernd zu sein.

Bewährt haben sich dazu einerseits die Metamergymnastik nach Arlen und Bürstenmassagen besonders der Extremitäten mit speziellem Augenmerk auf die Füße. Der Masseur soll wie der Krankengymnast und der Ergotherapeut die unmittelbaren Auswirkungen der Manuellen Medizin ausnutzen und im Sinne einer Wechselwirkung fördern.

Wenn das bis jetzt beschriebene Team möglichst auf engstem Raum und in unmittelbarem zeitlichen Zusammenhang zusammenarbeiten sollte, ist die zeitliche und örtliche Nähe der folgenden Elemente der Gesamtkonzeption nicht unbedingt erforderlich, dennoch aber wünschenswert.

Nicht selten benötigen ICP-Kinder *orthoptische* und *logopädische* Begleitbehandlung, damit die Ergebnisse der Manuellen Medizin auch für diese Bereiche ausgenutzt werden können.

Notwendig, aber aus Kostengründen meist nicht durchführbar, ist die Mitarbeit von *Psychologen* oder speziell geschulten *Sozialarbeitern* zur Betreung der Eltern, die die Behinderung ihrer Kinder nicht selten in ungeeigneter Form verarbeiten. Besonders die Mütter quält oft ein Schuldgefühl, welches zu pathologischen Eltern-Kind-Beziehungen führt. Stützende Eheberatung und – bei Vorhandensein mehrerer auch unbehinderter Kinder – familientherapeutische Hilfe ist oft bitter nötig.

Eltern- und Kinderschutz

Wegen des manchmal verzweifelten Bestrebens, das Beste für das behinderte Kind zu tun, erliegen viele Eltern den Werbungen verschiedenster seriöser und unseriöser Therapeuten [15]. Die Mundpropaganda, aber auch gezielte Werbekampagnen in den Medien über nie dagewesene und nur durch spezielle Autoren zu erzielende „Heilerfolge" und die Einschaltung gutgläubiger Politiker (auch unwissender Ärzte) stacheln zu immer neuen Versuchen an, die dann nicht selten mit großer Enttäuschung abgebrochen werden. Familien ruinieren sich sehr leicht finanziell durch Polypragmasie, weil die Kostenträger berechtigterweise die Zahlung verweigern. Da sich die Manuelle Medizin bei bewegungsgestörten Kindern wegen ihrer „vorbereitenden" Rolle auf motorisches Lernen in fast jede physiotherapeutische Methode im weitesten Sinn einfügen läßt, kommt dem manualmedizinisch tätigen Arzt die verantwortungsvolle Rolle zu, die Eltern vor unsinnigen Therapieversuchen, grundsätzlich sinnvollen, für ihr Kind aber nicht indizierten Therapien und unseriöser Geldschneiderei zu schützen. Manche Therapieangebote fordern der Familie viel Zeit und Geld ab, ohne weniger aufwendigen Behandlungen überlegen [12] zu sein.

Die Kosten-Nutzen-Rechnung sollte auch in der Rehabilitation behinderter Kinder stimmen. Dies gilt auch im übertragenen Sinn; denn die Leistungsfähigkeit der Kinder ist begrenzt. Sie brauchen Erholungs- und Spielzeiten. Sie brauchen auch Zeit für die Schule; denn für viele Körperbehinderte liegt die einzige Chance, ein von Sozialkassen unabhängiges Leben zu führen, in der Vorbereitung auf einen intellektuellen Beruf.

Da die Manuelle Medizin in zeitlich begrenzten Intensivbehandlungen und später in Intervallbehandlungen mehr oder weniger einmal im Monat durchgeführt wird, belastet sie die Familien zeitlich nicht sehr.

Die Rehabilitationskonzeption von bewegungsgestörten Kindern (und Erwachsenen) mit den Mitteln der Manuellen Medizin und ihrer verwandten Gebiete ist noch nicht Gegenstand ärztlicher Gebührenordnungen. Daraus ergibt sich, daß die Behandlung für viele Familien zu teuer ist. Eltern und Krankenkassen leiden unter allgemeiner Rechtsunsicherheit, weil die Kostenträger die Behandlung bezahlen können, – aber nicht müssen. Es entscheidet bisweilen das Verhandlungsgeschick der Eltern.

Wenn aber weiterhin positive Forschungsergebnisse publiziert werden, scheint es mittelfristig wahrscheinlich zu sein, daß die Kostenträger auch ärztliche Leistungen (myofasziales Lösen, andere osteopathische Techniken, Atlastherapie), die nicht Gegenstand der Gebührenordnung sind, im Rahmen der geschilderten Rehabilitationskonzeption übernehmen werden.

Lehrprogramm

Angesichts und trotz der großen Erfolge der Neonatologie steigt die Zahl von ICP-Kindern an [15]. Deshalb kann die Manuelle Medizin bei Kindern nicht in der Hand weniger Ärzte bleiben. Es wurde aus diesem Grunde auf der Basis der Konsensbeschlüsse des „Arbeitskreises Manuelle Medizin bei Kindern in der Deutschen Gesellschaft für Manuelle Medizin" [20] ein Ausbildungscurriculum ausgerichtet. Erfahrene Manualmediziner können in 4 Wochenenden zuzüglich 3 Hospitationstage die Atlastherapie erlernen und in weiterer 4 Wochenenden, in denen das notwendige neuropädiatrische Rüstzeug und die kindgerechten Behandlungstechniken vermittelt werden, eine Fortbildung absolvieren, die sie befähigt, in diesem interessanten und dankbaren Gebiet tätig zu werden. Das myofasziale Lösen müßte allerdings an geeigneter Stelle (2 Wochenenden) dazugelernt werden.

Ergebnisse manualmedizinischer Rehabilitation bei ICP-Kindern

Eine erste Untersuchung zur Wirksamkeit Manueller Medizin bei bewegungsgestörten Kindern wurde von uns 1991 [17] vorgelegt. Unter 23 Kindern fanden sich 11 Kinder mit ICP. Aus Gründen wissenschaftlicher Entflechtung wurde nur die Atlastherapie zuzüglich zur unverändert fortgeführten Krankengymnastik nach Bobath angewandt. Es wurde über 2 Wochen werktäglich manipuliert, eine Woche nur Krankengymnastik angewandt und erneut für eine Woche werktäglich manipuliert. Vor und nach der Behandlungsserie wurden Videoaufzeichnungen der Kinder durchgeführt (Tabelle 2).

Es handelte sich um eine kontrollierte Untersuchung mit qualitativem Angang. Durch Fragebogen wurden die Eltern und Physiotherapeuten um ihr Urteil gebeten. Der kontrollierende Orthopäde urteilte nach Videoaufzeichnungen vor und nach der Behandlungsserie.

Tabelle 2 Qualitative Veränderungen bei 11 Kindern mit ICP nach Atlastherapie (*1* Urteil der Eltern, *2* Urteil der Krankengymnasten, *3* Urteil des Arztes)

Urteil der	Verbesserung			Verschlechterung			Unverändert		
	1	2	3	1	2	3	1	2	3
Aufmerksamkeit	9	8		0	0		2	3	
Geschicklichkeit	9	9		0	0		2	2	
Gehorsam		3	0		2	0		6	11
Ideenreichtum/Mut	8	5		0	0		3	6	
Soziale Verträglichkeit	3	5		0	0		8	6	
Sprachverständnis	2	2		0	0		9	9	
Bewegungmuster	9	7	9	0	0	0	2	4	2
Körperhaltung	8	6	9	0	0	0	3	5	2
Schlaf	4						7		
Ausdauer		7	6		2	0		2	5
Gleichgewicht	8	6		0	0		3	5	
Eßverhalten	2	0		1	0		8	0	
Erreichte Punkte	72	54	18	5	0	0	55	56	4
Ergebnis in %	54%	49%	82%	4%	0%	0%	42%	51%	18%

Mögliche Punkte: 132 von Eltern, 110 von KG, 22 von Arzt. Gesamt 264

Die Aufstellung zeigt, daß Atlastherapie allein die Lebensqualität der Kinder zu verbessern in der Lage ist. Der Rehabilitationseffekt hielt bis zu 6 Wochen nach der Behandlungsserie. Die Behandlungen wurden in dieser Behinderteneinrichtung nicht fortgeführt.

Im Jahre 1992 [18] haben wir mit Baumann und Brunner eine weitere kontrollierte, prospektive Untersuchung zur Entwicklung des Bewegungsumfangs der unteren Extremitäten bei 21 spastisch paretischen Kindern vorgestellt, die sich ebenfalls aus Gründen der wissenschaftlichen Entflechtung auf eine Behandlungsserie nur mit Atlastherapie bei unverändert weitergeführter Krankengymnastik nach Bobath bezog.

Es konnte damals eine statistisch signifikante Verbesserung des Bewegungsumfangs der Kniegelenke bei gestreckter Hüfte von 14° durch die Atlastherapie gefunden werden. Die Bewegungsumfänge der Hüft- und Sprunggelenke verbesserten sich in Einzelfällen recht eindrucksvoll, jedoch statistisch nicht signifikant.

Die 13 Kinder zweier Schulklassen wurden unter standardisierten Bedingungen angehalten, den „Haus-Baum" und den „Mann-Test" [4] zu absolvieren. Die vor und nach der Behandlungsserie mit Atlastherapie gefertigten Zeichnungen wurden codiert und einem Kinderpsychologen vorgelegt. Er hatte die Aufgabe, die Zeichnungen in chronologischer Reihenfolge zu ordnen. Bei 4 Kindern konnte er sich nicht entscheiden. Bei 9 Kindern ordnete er chronologisch richtig und fand erhebliche Verbesserungen der Wahrnehmung und der Graphomotorik. Dieses Ergebnis kann sich mit den qualitativen Aussagen der erstgenannten Studie vergleichen.

Untersuchung an 150 Kindern mit tetraspastischer Bewegungsstörung

Heute legen wir eine neue Auswertung vor:

Patienten. Das Durchschnittsalter der Patienten betrug 9,6 Jahre, im groben gesehen ±5 Jahre. Das jüngste Kind war 1,9 Jahre, das älteste 16,3 Jahre alt. In die Untersuchung wurden Kinder mit vornehmlich hypertonen und hypotonen Bewegungsstörungen gleichermaßen einbezogen. Einziges Kriterium waren die Anfangsbuchstaben A bis K der Familiennamen der Kinder in unserer Krankenkartei und die tetraspastischen Bewegungsstörungen verschiedener Schweregrade; 72% der Kinder waren nicht gehfähig. Alle Kinder waren seit Jahren in intensiver krankengymnastischer Behandlung nach Bobath oder Vojta.

Methode. Die Kinder wurden einer 3- bis 4wöchigen werktäglichen Intensivbehandlung mit den Mitteln der Manuellen Medizin, einschließlich Atlastherapie, myofaszialem Lösen und postisometrischen Relaxationen, unterzogen. Diese Behandlungen wurden werktäglich durch propriozeptionsfördernde, hauptsächlich detonisierende Massagen, Krankengymnastik nach Vojta oder Bobath und Bewegungsübungen im Thermalbad ergänzt. Einige Kinder erhielten auch Ergotherapie.

Eine Kontrollgruppe, gar mit Scheinbehandlungen, konnte aus methodischen und nicht zuletzt aus ethischen Gründen nicht geführt werden.

Beobachtet wurden die Entwicklung der Bewegungsausschläge der Hüft-, Knie- und Sprunggelenke, die einer einfachen goniometrischen Messung vor und nach der 3- bis 4wöchigen Behandlungsserie unterzogen wurden.

Tabelle 3 Verbesserung der Beweglichkeit der Gelenke der unteren Extremitäten durch Rehabilitationsmaßnahmen unter Einschluß Manueller Medizin bei 150 Kindern

	Hüften	p	Knie	p	OSG	p
Extension	9,8°	0,000	9,3°	0,001	7,9°	0,023
Flexion	10,3°	0,000	8,1°	0,001	2,7°	0,001
Gesamt	20,1°		17,4°		10,6°	

Ergebnisse. Die Messungen wurden statistisch mit einer 2-Faktoren-Varianzanalyse berechnet (Tabelle 3).

Die Hüftgelenke verbesserten sich bei gebeugtem Knie in Extension um 9,8° und in Flexion um 10,3°. Der Gesamtgewinn biomechanischer Möglichkeiten liegt also bei 20.1° mit einer statistischen Signifikanz von p unter 0,000.

Die Beweglichkeit der Kniegelenke verbesserte sich bei gestreckter Hüfte in Extension um 9,3° und in Flexion um 8,1°, insgesamt also um 17,4° Gesamtbeweglichkeit bei einer statistischen Signifikanz von p kleiner als 0,001.

Die Beweglichkeit der Sprunggelenke verbesserte sich in Dorsalextension bei gestrecktem Kniegelenk um 7,9° bei p kleiner als 0,03 und in der Plantarflexion um 2,7° bei p kleiner als 0,001, insgesamt also um 10,6°.

Diskussion

Es handelt sich um rein statische Messungen. Im direkten Vergleich mit der Untersuchung mit Brunner und Baumann, während derer nur Atlastherapie zusätzlich zu einer vorbestehenden, unverändert weitergeführten Rehabilitationskonzeption angewandt wurde, beträgt der Gewinn an Kniegelenkbeweglichkeit 14° gegenüber jetzt erzielten 17,4° entsprechend einem Zuwachs von 19,5% im Vergleich beider Studien. Es mag aber bedacht werden, daß die Kinder der erstgenannten Untersuchung zumindest gestützt gehen konnten. Das heute diskutierte Kollektiv betrifft in der Überzahl (72%) nicht gehfähige Kinder, deren biomechanische Behinderung wesentlich stärker ausgeprägt sind. Die Kontrakturen sind ausgeprägter gewesen.

In der ersten Untersuchung ergab sich für die Sprunggelenke ein Bewegungszuwachs von durchschnittlich 3° bei mangelnder statistischer Signifikanz. Heute finden wir dort eine signifikante Gesamtverbesserung der biomechanischen Möglichkeit von durchschnittlich 10,6°. Dieser Bewegungszuwachs der Sprunggelenke von 10,6° ist deswegen auch erfreulich, weil 66% der Verbesserung auf die Dorsalextension entfallen. Bei einer erheblichen Anzahl der Kinder konnte die bereits gestellte Indikation zur Achillotenotomie revidiert werden.

Außer dem Vorteil, innerhalb von nur 3−4 Wochen erhebliche Bewegungsmöglichkeiten gewonnen zu haben, konnte allgemein das Ausmaß und die Frequenz chirurgischer Interventionen begrenzt werden.

Das Zusammenwirken der verschiedenen Techniken der Rehabilitationskonzeption erbringt deutlich bessere Ergebnisse.

Die Grenzen der manualmedizinischen Rehabilitation

Die besonders vorsichtige Formulierung des Rehabilitationszieles für den Einzelfall ist eine wichtige Aufgabe; denn unsere Möglichkeiten beschränken sich auf die reflektorische Einwirkung auf die Peripherie. Der Hirnschaden setzt die Grenze. Wir können nur fördern, was in den Kindern an Möglichkeiten vorhanden ist.

Das Behandlungsergebnis, daß mit Hilfe der biomechanischen Verbesserungen, die durch Manuelle Medizin als Zusatzinstrument der Rehabilitation bewegungsgestörter Kinder erzielt werden kann, steht und fällt mit drei Bedingungen, die die Grenze jeglichen Bemühens darstellen.

● Es ist von vornherein nicht sicher, ob das Gehirn die biomechanischen Verbesserungen erkennt.

● Es ist nicht sicher, ob die Verbesserungen im Sinne der Neuroplastizität dauerhaft akzeptiert werden können.

● Es ist nicht sicher, ob die Verbesserungen in dauerhafte Bewegungsmuster überführt werden können.

Wir können allen Eltern versprechen, daß ihr Kind lockerer und damit durch die Physiotherapeuten leichter behandelbar wird. Die Auflockerung von Spastizität, Rigidität, Viskoelastizität und Tonus nützt aber wenig, wenn das Ergebnis durch das ZNS nicht durch Bewegung genutzt werden kann; denn ohne sinnvolle Steuerung gerät das Kind innerhalb weniger Wochen in den status quo ante, ohne Neues hinzugelernt zu haben. Es gilt aber andererseits die berechtigte Hoffnung: Was ein Kind gelernt hat und täglich benutzt, verliert es nicht wieder.

Literatur

1. Arbuckle Beryl E (1995) The value of occupational and osteopathic manipulative therapy in the rehabilitation of the cerebral victim. J Am Osteopath Assoc 55:4
2. Baumann JU (1989) Orthopädische Betreuung. In: Feldkamp M, Aufschnaiter D von, Baumann JU, Danielcik I, Goyke M (Hrsg) Krankengymnastische Behandlung der infantilen Zerebralparese. Pflaum, München, S 227−263
3. Bischoff HP (1988) Chirodiagnostische und chirotherapeutische Technik. Perimed, Erlangen
4. Brickenkamp R (Hrsg) (1975) Handbuch psychologischer und pädagogischer Tests. Hogrefe, Göttingen Toronto Zürich, S 161−162, 539−540
5. Capone A, Bode R, Bubl R (1992) Reflexepilepsie bei taktilen Reizen. In: Köhler R, Keimer R (Hrsg) Aktuelle Neuropädiatrie 1991. Springer, Berlin Heidelberg New York, S 52−54
6. Feldkamp M (1989) Die zentrale Steuerung der Bewegung und ihre Störung bei Zerebralparesen. In: Feldkamp M, Aufschnaiter D von, Baumann JU, Danielcik I, Goyke M (Hrsg) Krankengymnastische Behandlung der infantilen Zerebralparese. Pflaum, München, S 24−40
7. Feldkamp M (1989) Sensorische Integrationsstörungen und ihre Behandlung nach Ayres. In: Feldkamp M, Aufschnaiter D von, Baumann JU, Danielcik I, Goyke M (Hrsg) Krankengymnastische Behandlung der infantilen Zerebralparese. Pflaum, München, S 199−204
8. Frisch H (1995) Programmierte Therapie am Bewegungsapparat: Chirotherapie. Springer, Berlin Heidelberg New York
9. Frymann VM, Carney RE, Sprigall P (1992) Effect of osteopathic medical management on neurological development in children. Osteopath Assoc 729−744
10. Greenman PE (1991) Principles of manipulation of the cervical spine. J Manual Med 6:106−113
11. Hallet M, Cohen LG, Pascual-Leone A, Brasil-Neto L, Wassermann EM, Cammarota AN (1993) Plasticity of the human cortex. In: Thilmann AF, Burke DJ, Rymer WZ (eds) Spasticity: Mechanisms and management. Springer, Berlin Heidelberg New York, pp 67−81
12. Hömberg V (1993) Is rehabilitation effective in spastic syndromes. In: Thilmann AF, Burke DJ, Rymer WZ (eds) Spasticity: Mechanisms and management. Springer, Berlin Heidelberg New York, pp 439−450
13. Himmelsheim H, Mauritz KH (1993) Neurophysiological mechanisms of spasticity. Modification by physiotherapy. In: Thilmann AF, Burke DJ, Rymer WZ (eds) Spasticity: Mechanisms and management. Springer, Berlin Heidelberg New York, pp 426−439
14. Janda V (1988) Muscles and cervicogenic pain syndromes. In: Grant R (ed) Physical therapy of the cervical and thoracic spine. Churchill Livingstone, New York Edinburgh London, pp 153−166
15. Kalbe U (1993) Cerebral-Parese im Kindesalter. Fischer, Stuttgart New York, S 5−7, 51, 103
16. Karch D, Glauche-Hiegler A (1993) Neurophysiologische Grundlagen krankengymnastischer Behandlung bei infantilen Zerebralparesen. Ist ein Methodenstreit noch zeitgemäß? Krankengymnastik 45:1211−1224
17. Lohse-Busch H, Döderlein L (1991) Rehabilitation psychomotorisch behinderter Kinder durch Atlastherapie. Poster. Kongreß der Deutschen Gesellschaft für Manuelle Medizin, Göttingen 1991
18. Lohse-Busch H, Brunner R, Baumann JU (1992) Einfluß der Atlastherapie auf kindliche Muskelkontrakturen bei spastisch zerebralen Bewegungsstörungen. In: Köhler R, Keimer R (Hrsg) Aktuelle Neuropädiatrie 1991. Springer, Berlin Heidelberg New York, S 158−160
19. Lohse-Busch H, Kraemer M (1994) Atlastherapie nach Arlen − heutiger Stand. Manuelle Med 32:153−161
20. Lohse-Busch H (1994) Zwischenbilanz des Arbeitskreises Manuelle Medizin bei Kindern. Manuelle Med 32: 193−196
21. Mense S (1991) Neuroanatomische Grundlagen und physiologische Mechanismen der Massage. Phys Ther 12:412−420
22. Mense S (1993) Peripheral mechanisms of muscle nociception and local muscle pain. J Musculoskelet Pain 1:133−170
23. Pain J (1991) Complications in manual medicine: a review of the literature. J Manual Med 6:89−92
24. Seifert I (1981) Manualtherapeutische Aspekte der Hüftdysplasie − Untersuchungen an Neugeborenen. Beitr Orthop Traumatol 28:161−163
25. Staubesand J, Li Y (1996) Zum Feinbau der Fascia cruris mit besonderer Berücksichtigung epi- und intrafaszialer Nerven. Manuelle Med 34 (im Druck)
26. Tomaschewski R (1983) Die Bedeutung der Wirbelsäulenfunktion in der Sagittalebene für die Pathogenese der idiopathischen Skoliose. Manuelle Med 31:39−42

J. U. Baumann

Wirkungsnachweis manualmedizinischer Behandlung bei Zerebralparesen

Diese Arbeit wurde auf dem Workshop „Manuelle Medizin – Behandlungskonzepte bei Kindern", der vom 24.–26. November 1995 in Trier stattfand, präsentiert

Effect of manual medicine in the treatment of cerebral palsy

Abstract Results of a pilot study on the effect of craniocervical manipulation (Atlastherapy, Arlen), combined with myofascial release, massage and physiotherapy in children and adults with spastic diplegia are reported. Passive range of motion measurements and gait analysis by dual 3D force plates with synchronised multicamera video recording were carried out before and after daily treatment over 2–3 weeks. In all, 8 of 10 persons reported marked gait improvements. This was corroborated by better foot to floor force transmission. Video-motion analysis and force plates suggest primary effects on the swinging motion of head, arms and trunk as well as on the swing-leg, affecting the force plate records, particulary during single limb support.

Key words Craniovervical manipulation (Arlen) · Spastic diplegia · Physiotherapy · Gait analysis · Force plate · Swing phase

Zusammenfassung Die Wirkung mindestens 2wöchiger täglicher Behandlung mit Atlastherapie nach Arlen, Manipulation und Mobilisation, Massage und Krankengymnastik auf entwicklungsneurologischer Grundlage wurde an 10 Personen von 7–30 Jahren prospektiv klinisch und ganganalytisch untersucht. 8 von 10 fanden sich subjektiv wesentlich in der Gehfähigkeit gebessert. Harte Muskelkontrakturen wurden nur geringgradig beeinflußt. Mit anderen Behandlungsmethoden unerreichte Normangleichung in der Kraftübertragung zwischen Füßen und Boden wurden durch Kraftmeßplattenuntersuchungen nachgewiesen. Die typischen Befunde einer Patientin werden beschrieben. Die Verbesserung des Schwingungsverhaltens der unbelasteten Körperabschnitte erscheint für den Therapieerfolg in bezug auf die Gehfunktion entscheidend.

Schlüsselwörter Atlastherapie nach Arlen · Krankengymnastik · Spastische Diplegie · Ganganalyse · Kraftmeßplatten · Schwungphase

Bei Kindern mit Zerebralparesen sind Form und Struktur der Bewegungsorgane z. Z. der Geburt, mit Ausnahme zerebraler Zentren der Steuerung, in der Regel normal. Infolge abnormer funktioneller Belastung durch die pathologische neuromuskuläre Aktivität bei Spastizität, Rigidität, Dystonie und Dyskinesien entwickeln sich während der Wachstumsjahre in der Regel Formveränderungen in Skelett und Muskulatur unterschiedlichen Grades.

Die Rumpfmuskulatur ist häufig schwach und hypoton, sie kann aber zudem lokale Verspannungen aufweisen, besonders in der authochtonen Rücken- und Nackenmuskulatur.

Im Bereich der Gliedmaßen führt das typische Ungleichgewicht unter einzelnen Muskelgruppen einerseits zu Verkürzungen, Muskelkontrakturen, andererseits zu Überlängen. Skelettverformungen betreffen oft Femur und Hüftgelenk. Bei langfristig Gehunfähigen sind Skoliosen häufig. Die sekundären strukturellen Veränderungen entwickeln sich um so rascher, je höher die Wachstumsgeschwindigkeit ist. Das 1. und die 2 folgenden Lebensjahre, sowie die Zeit des präpubertalen Wachstumsschubs bringen die größte Gefahr der Verformung und damit zusammenhängender Zunahme von Funktionsstörungen, insbesondere beim Gehen.

In den ersten Lebenswochen begonnene und langfristig fortgesetzte Bewegungsübungen sollten unter Ausnützung der Plastizität des Zentralnervensystems sowie jener der Skelettmuskulatur grundsätzlich sekundäre Verformungen weitgehend verhüten können. Meistens sind derzeit damit allein aber nur unbefriedigende Teilerfolge zu verzeichnen. Die notwendige tägliche Dauer der Bewegungstherapie läßt sich nur schwer erreichen. Bewegungstherapie zur Förderung einer möglichst normalen motorischen Entwicklung unter Hemmung pathologischer und Förderung normaler Bewegungsabläufe wird weiterhin als Grundlage der Behandlung von Kindern mit zerebralen Bewegungsstörungen betrachtet, obwohl wissenschaftliche Belege wegen der hohen Variabilität von Art, Intensität und Verteilung der pathologischen Befunde nicht erbracht werden konnten. Während sich die Wirkung von 1 – 3 Behandlungsstunden pro Woche längerfristig nicht von der natürlichen sensomotorischen Entwicklung von Kindern unterscheiden läßt, kann intensive Behandlung während mindestens 2 – 3 Wochen die Wirkung eines tauglichen Vorgehends bei Kindern im Schulalter feststellen lassen. Praktisch interessiert vor allem die funktionelle Besserung der Betroffenen, z. B. beim Schreiben und Malen, sowie bei der Fortbewegung. Wegen des hohen Grades unbewußter, automatischer Steuerung der Gehbewegungen eignet sich ihre Analyse für Verlaufskontrollen. Instrumentierte Ganguntersuchungen sind deshalb zum Nachweis der Bewegungsfähigkeit geeignet.

Intensivbehandlungen mit den Techniken der manuellen Medizin, insbesondere klassische Chirotherapie, mit Mobilisaton und Manipulation, Atlastherapie nach Arlen [1, 2] und myofasziales Lösen [3] haben sich in den letzten Jahren als Ergänzung systematischer Bewegungsübungen praktisch bewährt. Um Auswirkungen der Anwendung einzelner dieser Methoden zu erfassen, müssen diese weitgehend isoliert zur Anwendung kommen. Für die Atlastherapie nach Arlen wurde so eine statistisch signifikante Verbesserung nach 2 Wochen täglicher Behandlungen bezüglich der passiven Dehnbarkeit der Kniegelenke bei gestreckter Hüfte sowie der Wahrnehmung und Graphomotorik im psychologischen Zeichentest festgestellt [1].

Hier wird nun eine Machbarkeitsstudie mit ihren Ergebnissen vorgelegt. Im Ganglabor wurden 10 Personen zwischen 7 und 30 Jahren mit spastischer Diplegie vor und nach einer kombinierten täglichen Behandlung unter Einschluß manualmedizinischer Methoden während 2 – 4 Wochen Dauer untersucht. Ziel der Behandlung war die Verbesserung des Gehens bezüglich harmonischem Bewegungsablauf. Es war zu prüfen, ob dabei die Verminderung von Dauerverkürzungen (Kontrakturen) einzelner Muskelgruppen einen beeinflußbaren Faktor darstellt. Wodurch kommen die beobachteten günstigen Wirkungen zustande?

Behandlung, Untersuchungsmethoden und Patienten

Die Behandlung setzte sich zusammen aus manualmedizinischen Stoßmanipulationen an der Kopf-Hals-Grenze im Sinne der Atlastherapie nach Arlen, Manipulation von Wirbelsäule und großen Gelenken, „myofascial release", Metamermassage, Krankengymnastik und Bewegung im Thermalwasserschwimmbad. Sie wurde wochentags während 2 – 4 Wochen in den Jahren 1993 – 1995 in der Ambulanz der Abteilung für Manualmedizin der Theresienklinik in Bad Krozingen durchgeführt.

Informationen von 2 Patientengruppen wurden erfaßt:
● Die Eltern von 132 Kindern mit Zerebralparesen mittleren bis schweren Grades wurden nach beobachteten positiven und negativen Wirkungen nach mindestens 2wöchiger Intensivbehandlungen unter Einschluß manualmedizinischer Maßnahmen an der Halswirbelsäule befragt und die Ergebnisse als subjektive Eindrücke aufgezeichnet.
● Eine anamnestische Erfassung und klinische Untersuchung, ergänzt durch Gangregistrierung und Ganganalyse wurde bei 10 Personen im Alter von 7 – 30 Jahren vor und nach der Behandlung vorgenommen, 6 waren fähig, ohne Stöcke sicher zu gehen und wiesen eine ausreichende natürliche Schrittlänge auf, um ein Paar Kraftmeßplatten ohne besondere Anstrengung zu überschreiten. Alle wiesen eine spastische Diplegie bei Zustand nach Frühgeburt auf. Die Spastizität aller Patienten wurde als mittelgradig eingestuft.

Untersuchungsmethoden

Die *klinische Untersuchung* umfaßte Befragung, Messung von Gewicht, Körperlänge im Stehen und Sitzen, sowie des passiven Bewegungsumfanges von Hüft-, Knie- und Sprunggelenken. Die Bewegungen wurden dabei langsam bis zu einem festen, unüberwindlichen Anschlag geführt.

Für die *Videoanalyse* des Bewegungsablaufs wurden 2 synchronisierte Videocameras Panasonic F 15 MS mit bis auf Millisekunden reichenden Zeitmarkeneinblendungen auf SVHS-Videorekordern (Panasonic AG 7355) registriert. Die 50 Halbbilder pro Sekunde mit Wegstreckenmarkierungen wurden benutzt um die Zeit-Distanz-Faktoren des Ganges zu erfassen. Die projizierten Gelenkwinkel von Hüft-, Knie- und Sprunggelenken sind in ihrem Verlauf über 150% des Gehzyklus des linken Beins manuell vom Autor ausgemessen worden. Damit kommt je ein voller Gangzyklus des linken wie des rechten Beins zur Darstellung. Die Aufnahmen erfolgten rechtwinklig zueinander, von rechts und links, vorne und hinten. Sie wurden aufgrund der graphischen Darstellung der Gelenkwinkelveränderungen in der Zeit mit den Aufzeichnungen der vertikalen, sagittalen und frontalen Bodenreaktionskraftkomponenten verglichen.

Es kamen dazu 2 dreidimensionale und transparente *Kraftmeßplatten* (Kistler Z4305) zur Anwendung. Der passive und der aktive, beim Gehen benützte Bewegungsumfang der Hüft-, Knie und Sprunggelenke wurden vor und nach der Behandlung erfaßt und verglichen. SVHS-Videohalbbilder der ganzen Person mit Belichtungszeiten von 1/500 s wurden beim Aufsetzen der Ferse, in Stand- bzw. Schwungphasenphasenmitte, sowie beim Abheben der Großzehe durch einen Framegrabber digitalisiert und bearbeitet (Power-MAc 8500). Sie wurden in typischen Schritten aufgezeichnet, die aus 10 Versuchen mit gleichzeitiger Kraftmeßplattenregistrierung ausgewählt worden waren.

Die Darstellung erfolgte als Bildserien vor und nach der Behandlung. Die Videoaufnahmen mit stationärer Kameraposition haben das Überschreiten der Kraftmeßplatten festgehalten. Außerdem wurde das freie Gehen mit selbstgewählter Geschwindigkeit über eine Distanz von 4mal 10 m von auf Schienen mitfahrenden Kamerawagen aus auf Videoband aufgenommen und visuell beurteilt.

Ergebnisse

Die subjektiven Berichte der Befragten meldeten bei 8 der 10 Untersuchten eindeutige Verbesserungen, 2 fühlten sich nicht nennenswert verändert. Die positiven Wirkungen wurden in der großen Gruppe von 132 Patienten unter Einschluß vieler gehunfähiger, schwer mehrfach behinderter Personen gleichartig beschrieben:

● Fühlt sich und erscheint beweglicher, weniger verspannt.
● Kopf- und Rumpfkontrolle gebessert, längere Zeit anhaltend.
● Verbesserte Handfunktion: Knöpfe öffnen und schließen, Zeichnen, Schreiben.

Meßergebnisse

Passiver Bewegungsumfang von Hüft-, Knie- und Sprunggelenken

Die vom gleichen unabhängigen Untersucher vor und nach den Behandlungen aller Personen durchgeführte

Tabelle 1 Zeit-Distanz-Werte zu Abb. 2 und 3

	Vor Behandlung	Nach Behandlung
Gehgeschwindigkeit	0,79 m/s	0,92 m/s
Schrittfrequenz	82/min	90min
Dauer Einbeinstand	R = 0,68 s	R = 0,62 s
	L = 0,70 s	L = 0,62 s
Dauer Schwingzeit	R = 0,36 s	R = 0,38 s
	L = 0,38 s	L = 0,36 s
Doppelstandzeit	L/R = 0,18 s	L/R = 0,12 s
	R/L = 0,14 s	R/L = 0,12 s

Prüfung des passiven Bewegungsumfangs bis zu einem unüberwindlichen „harten" Anschlag hat geringgradige, nicht statistisch gesicherte Zunahmen des passiven Bewegungsumfangs für Hüften, Knie- und obere Sprunggelenke ergeben.

Auswertung der Videoaufnahmen

Die Durchsicht der Fahraufnahmen hat regelmäßig folgendes erkennen lassen:
● eine aufrechtere Kopfhaltung,
● ein niedrigere Haltung der Schultern mit höherer Symmetrie und Beweglichkeit,
● ein freieres Schwingen der Arme,
● von Schritt zu Schritt regelmäßigere Beinbewegungen.

Bei 3 Patienten, welche unmittelbar im Anschluß an das Ende der Behandlungsserie nachuntersucht werden konnten, war als temporäre übermäßige Wirkung eine allgemein verminderte Muskelspannung, verbunden mit leichter Instabilität der Beine und verminderter Streckung der Knie in der Standphase der Schritte zu beobachten.

Die Ausmessung des beim Gehen benützten aktiven Bewegungsumfangs für Hüft-, Knie- und Sprunggelenke hat eine hohe Variabilität in der Gruppe, aber keine statistisch signifikante statistische Unterschiede vor und nach der Behandlung ergeben.

Die in Tabelle 1 dargestellten *Zeit-Distanz-Messungen* der beschriebenen Patientin zeigen sowohl eine erhöhte Gehgeschwindigkeit, als auch vermehrte Symmetrie der Beinbewegungen.

Kraftmeßplatten

Bei 6 Personen waren *Kraftmeßplattenuntersuchungen* bei ausreichender natürlicher Schrittlänge möglich. Bei allen war die Regelmäßigkeit des Kraftverlaufs unter den 6 aufgezeichneten Schritten bei der 2. Untersuchung größer. Bei allen veränderte sich die natürliche Entlastung des Standbeins um Standphasenmitte. Bei 4 von 6 kam es zu einer Verminderung der zuerst stark gegenüber der Norm erhöhten Prellzacken beim Aufsetzen der Füße. Der für spastische Gangstörungen typische vorzeitige Zusammenbruch des Bremsschubes in der Aufzeichnung der sagittalen Bodenreaktionskraft verminderte sich bei 4 von 6 Personen, bei 2 normalisierte sich der Übergang vom Brems- zum Antriebsschub weitgehend.

Die typischen Resultate sind in Abb. 1 als Zeit-Kraft-Kurven der vertikalen, sagittalen und frontalen Reaktionskraftkomponenten dargestellt. Die Abb. 2 zeigt den Winkelverlauf der Sprunggelenke für Dorsal- und Plantarflexion während je eines vollen Gangzyklus links und rechts, die sagittalen Schubkraftkomponenten zwischen den Füßen und dem Boden, sowie zugehörige Bilder mit

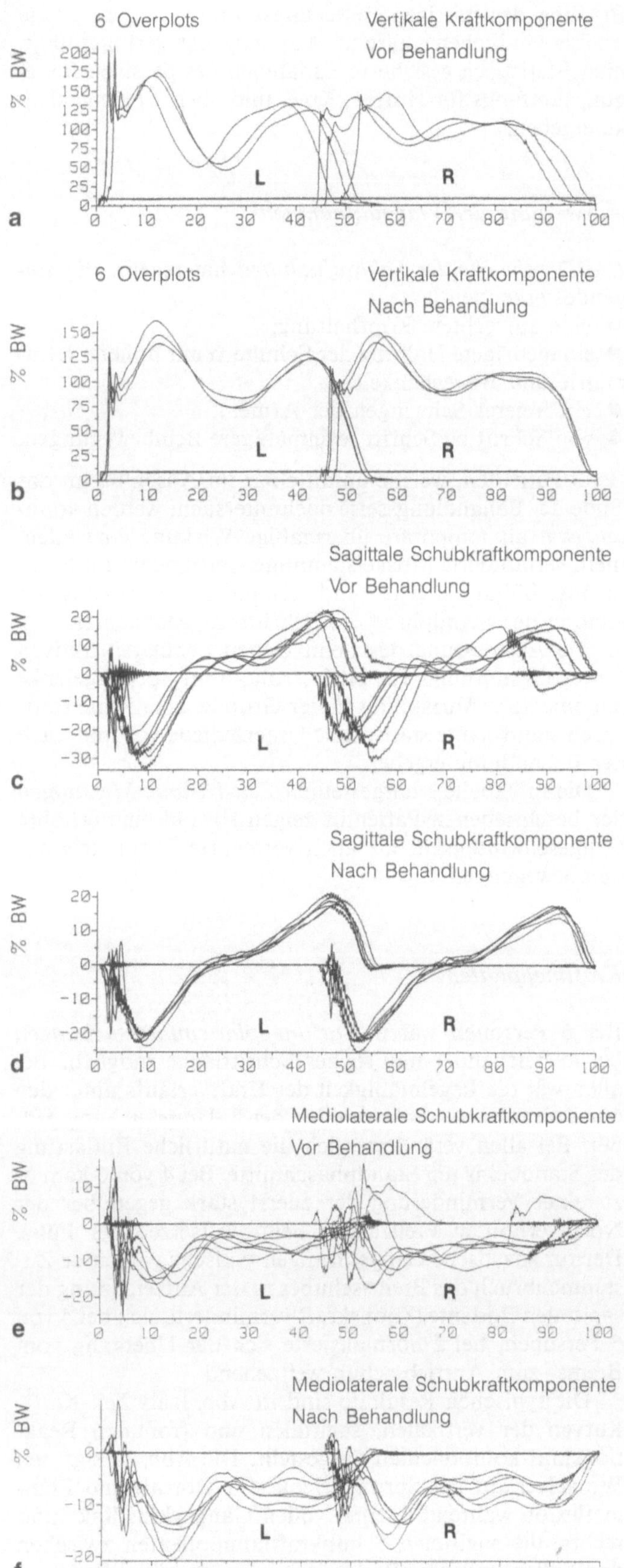

Zeitmarken. Zum Vergleich gibt Abb. 3 die Bewegungsphasen, den Winkelverlauf und den Schub in der Gangrichtung nach der Behandlung wieder.

Diskussion

Die prospektive Untersuchung unter Einschluß von Ganganalysen hat bei frei gehfähigen Personen mit spastischer Diplegie regelmäßig Verbesserungen in der Grob- und Feinkoordination, sowie des Bewegungsablaufs beim Gehen im Zusammenhang mit 2- bis 3wöchiger täglicher Behandlung unter Einschluß manualmedizinischer Methoden gezeigt. Die besten Ergebnisse ließen sich mit der Ganguntersuchung bei größeren Kindern und mittelgradiger Spastizität nachweisen.

Eine 2- bis 3wöchige Periode täglicher Behandlung, ergänzt durch Fußstabilisierung mit speziellen Schuhzurichtungen oder Unterschenkelorthesen, hat sich als wirksam erwiesen. Die Anwendung manualmedizinischer Methoden, insbesondere von Atlastherapie nach Arlen und von myofaszialen Lösetechniken scheint aufgrund der kleinen Pilotstudie wesentlich für die Ermöglichung erneuter Fortschritte durch krankengymnastische Bewegungsübungen beim Auftrten eines Stillstands in der motorischen Entwicklung. Für einen statistisch gesicherten Nachweis der Behandlungserfolge bedarf es einer größeren Gruppe von bezüglich Ausdehnung und Art der neu-

Abb. 1a−f Bodenreaktionskraftkomponenten beim Gehen vor und nach der Behandlung, Zeitabstand 20 Tage: 10jähriges Mädchen mit beinbetonter und rechtsbetonter zerebraler Bewegungsstörung, Körpergewicht 38,4 kg. Kraftwerte in Prozent des Körpergewichts, Zeit in Prozent der Periode zwischen dem Aufsetzen der linken Ferse und Abheben der Zehen rechts (*Kurve links* linker Fuß, *Kurve rechts* rechter Fuß). **a** Vertikale Kraftkomponente *vor* Behandlung: asymmetrische Belastung, links mehr als rechts. Prellzacke beim Aufsetzen des Fußes verstärkt, bis 200% KG links, bis 140% KG rechts. Verstärkte Entlastung links in Standphasenmitte. Von Schritt zu Schritt hohe Variabilität (3 Schritte). **b** Vertikale Kraftkomponente *nach* Behandlung: Trotz höherer Gehgeschwindigkeit Verminderung der Prellzacke auf Werte um 120% des Körpergewichts beidseits normale Entlastung in Standphasenmitte beidseits, hohe Regelmäßigkeit der 3 Schritte. **c** Brems- (negativ) und Antriebsschub (positiv) von 6 Schritten, überlagert, *vor* Behandlung. Bremsende Prellzacken beidseits. Für spastische Gangstörungen typische Verkürzung der Dauer und Verstärkung der Kraft des Bremsschubs, langsamer, 2phasiger Übergang zu verlängertem, schwachem Antriebsschub. **d** Weitgehende Normalisierung des Brems- und Antriebsschubs beider Beine *nach* Behandlung. Verminderung der Kraft, Erhöhung der Dauer des Bremsschubs, Verkürzung und Verstärkung des Antriebsschubs. Hohe Regelmäßigkeit des Kraftverlaufs von Schritt zu Schritt. **e** Mediolaterale, den Gang stabilisierende Schubkräfte: *Vor* Behandlung starke initiale Prellzacken. Hohe Variabilität unter den 6 aufgezeichneten Schritten, besonders rechts. **f** Verminderung der mediolateralen initialen Prellzacken. *Nach* der Behandlung verbleibt bei der Übernahme der Belastung, im ersten Drittel der Standphase beidseits eine erhöhte Variabilität bei weitgehend normalem Kraftverlauf

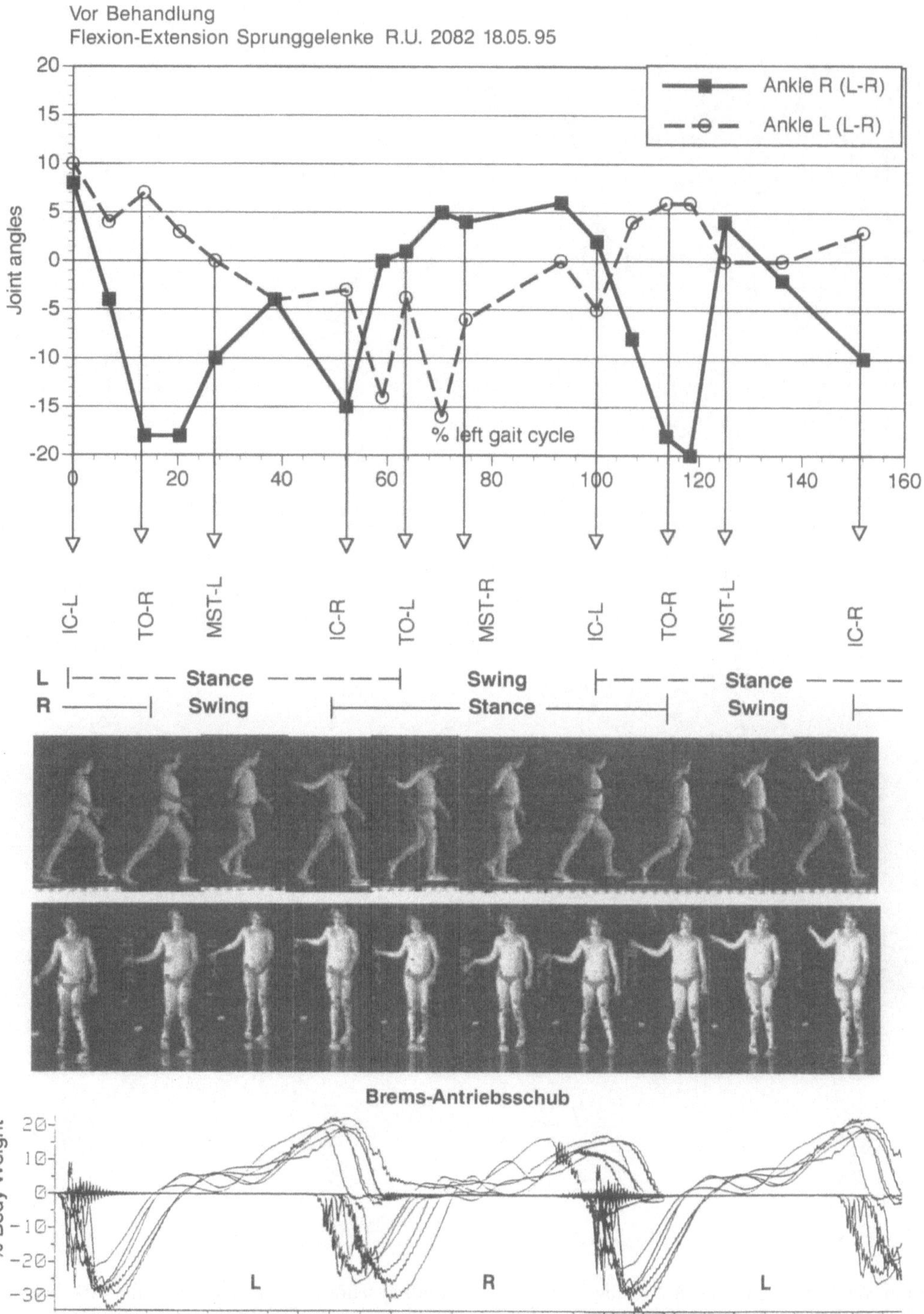

Abb. 2 Gleiche Person wie Abb. 1 und Tabelle 1: *Oben* Projizierter *Winkelverlauf* (für Dorsal- (positiv) Plantarflexion (negativ) der Sprunggelenke *vor* funktioneller Behandlung. Mindestens eine volle Stand- und Schwungphase beider Beine in ihrer zeitlichen Korrelation sind dargestellt. Hohe Variabilität der Sprunggelenkbewegungen von Schritt zu Schritt, besonders links. Mit *Pfeilen* markiert und mit den zugehörigen Gangphasenbildern der Probandin illustriert sind Schlüsselereignisse der Gangdynamik (*IC-L* initialer Bodenkontakt links, Beginn der Doppelstandphase R/L, *TO-R* Abheben der Großzehe rechts, Ende Doppelstandphase I R/L, *MST-L* Mitte Standphase rechts (= Mitte Schwungphase links), *IC-R* initialer Bodenkontakt rechts, Beginn Doppelstandphase L/R, *TO-L* Abheben der Großzehe links, Ende Doppelstandphase II L/R, *MST-R* Mitte Standphase rechts, Schwungphase links). *Mitte* Die zu den vermessenen Gelenkwinkeln gehörenden *Gangphasenbilder* zeigen verstärkte Kniestreckung in der Standphasenmitte beidseits, sowie starke Unregelmäßigkeit und Asymmetrie der Armbewegungen. *Unten* Der zeitliche Verlauf des Brems- und Antriebsschubs beider Beine, erfaßt durch 2 Kraftmeßplatten: Um Standphasenmitte beidseits Periode hoher Unregelmäßigkeit des Kraftverlaufs von ungefähr 40% der Dauer eines Gehzyklus. Sie fällt mit der Dauer der Schwungphase des Gegenbeins zusammen (Periode der einbeinigen Belastung)

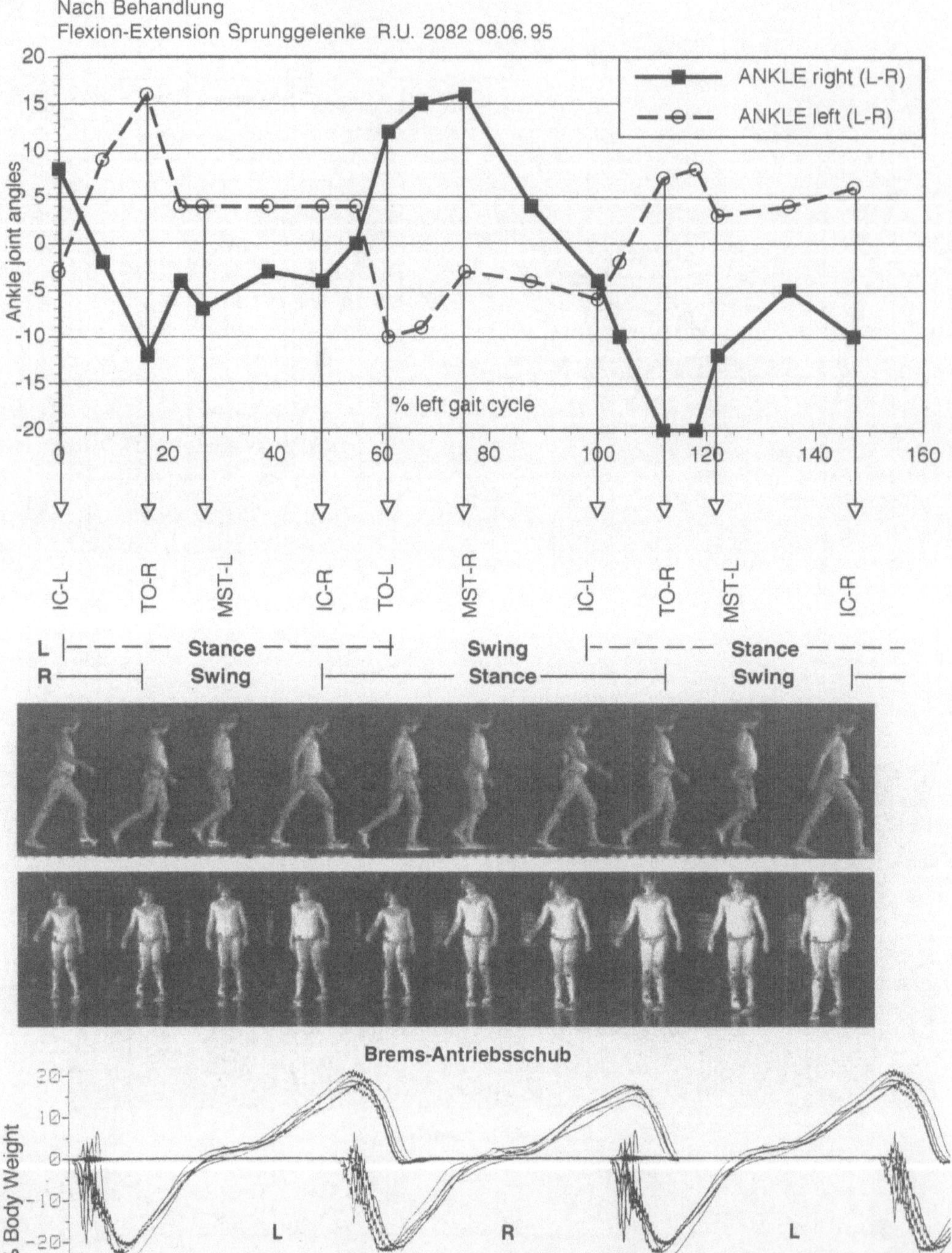

Abb. 3 Gleiche Person wie Abb. 1 und 2, *nach* 2wöchiger Intensivbehandlung: *Oben* Dorsal-Plantar-Flexion der Sprunggelenke mit höherer Symmetrie, links regelmäßiger als zuvor, beidseits mit vermehrter Dorsalflexion. *Mitte Gangphasenbilder:* Arm- und Beinbewegungen mit höherer Symmetrie, verminderter Variabilität, Harmonisierung des Bewegungsablaufs, stärkere Beugung der Knie um Standphasenmitte. *Unten* Brems- und Antriebsschub beidseits annähernd normal. Der Bremsschub hält länger an. Die zuvor hohe Unregelmäßigkeit in der Periode der einbeinigen Belastung ist verschwunden. Die Variabilität im Kraftverlauf von Schritt zu Schritt ist hochgradig zurück gegangen. Der Antriebsschub wird jetzt regelmäßig und kräftig auf den Boden übertragen

rologischen Ausfälle sowie des Alters ähnlichen Patienten. Von Interesse wäre auch die ergänzende Anwendung neurophysiologischer Methoden zur weiteren Aufklärung der beschriebenen funktionellen Meßresultate vor und nach manual-medizinischer Behandlung.

Unter den benützten Untersuchungstechniken kommt der Prüfung der Bodenreaktionskräfte mit qualitativ hochwertigen Kraftmeßplatten, verbunden mit Videokontrolle des Bewegungsablaufs die größte Aussagekraft zu. Die von den Patienten verspürte Erleichterung bei der Fortbewegung geht aufgrund der vorliegenden Befunde mit hoher Wahrscheinlichkeit überwiegend auf eine Harmonisierung des Bewegungsablaufs in der Schwungphase der Schritte zurück.

Die hier erstmals angewandte Darstellung je einer zusammenhängenden Stand- und Schwungphase für beide Beine, mit den Doppelstandphasen links-rechts sowie rechts-links, erscheint zur Erfassung der Zusammenhänge zwischen Schwingbewegungen auf der einen Seite und Kraftübertragung durch das jeweilige Standbein andererseits nützlich.

Die Untersuchung hat nachgewiesen, daß sich durch die geprüfte 2- bis 3wöchige Behandlung mit Atlastherapie nach Arlen, myofaszialem Dehnen, propriozeptionsfördernder Massage und entwicklungsneurologisch ausgerichteter Krankengymnastik in der untersuchten Patientengruppe mit mittelgradiger Diplegie deutliche Verbesserung der Gehbewegungen erreichen läßt. Es wurden Fortschritte der Bewegungsfähigkeit erreicht, wo konventionelle Übungsbehandlung 2- bis 3mal pro Woche höchstens bestehende Fähigkeiten erhalten konnte. Die Untersuchung weist darauf hin, daß die positiven Auswirkungen primär die Schwingbewegungen betrifft, an welchen die Arme, Kopf, Rumpf sowie das Schwungbein beteiligt sind. Sie wirken sich in der Kraftmeßplattenuntersuchung besonders auf die Periode der einbeinigen Belastung aus.

Für bestmögliche Beurteilbarkeit müssen sowohl die kinetischen Untersuchungen mit Kraftmeßplatten oder anderen Meßgebern, als auch die Erfassung des Bewegungsablaufs an sich, der Kinematik an jeweils 5–10 Schritten erfolgen. Von den wichtigen Parametern der Resultate sind Mittelwert und Varianz zu bestimmen. Die hier dargestellten Overplots der Zeit-Kraft-Kurven von jeweils 6 Doppelschritten geben zuverlässige Einblicke.

Dank gebührt Herrn Georg Meier-Hoffmann, dipl. El. Ing., für die Unterstützung bei den Ganguntersuchungen und die Bearbeitung der Kraftmeßplattenaufzeichnungen.

Literatur

1. Lohse-Busch H, Brunner R, Baumann JU (1992) Einfluß der Atlastherapie auf kindliche Muskelkontrakturen bei spastisch zerebralen Bewegungstörungen. In: Kohler R, Keimer R (Hrsg) Aktuelle Neuropädiatrie 1991. Springer, Berlin Heidelberg New York, S 158–160

2. Lohse-Busch H, Kraemer M (1994) Atlastherapie nach Arlen – heutiger Stand. Manuelle Med 32:153–161

3. Fryman VM, Carney RE, Sprigall P (1992) Effects of osteopathic medical management on neurological development in children. J Am Osteopath Assoc 729–744

J. U. Baumann

Orthopädische Operationsindikationen bei Kindern mit zerebralen Bewegungsstörungen

Diese Arbeit wurde auf dem Workshop „Manuelle Medizin – Behandlungskonzepte bei Kindern", der vom 24.–26. November 1995 in Trier stattfand, präsentiert

Indications for orthopaedic surgery in children with cerebral movement disorder

Abstract Structural and skeletal changes in muscles and bones of children with cerebral palsy often influence the patterns of motion more profoundly than the primary neurological disorder. When functional treatment and training are insufficient for the prevention of deformity, orthopaedic surgery may be indicated in order to achieve approximately normal anatomical conditions. Surgical interventions should be postponed whenever possible until after the age of 8 years in order to obtain good results that will last into adult life. Indications and contraindications for reconstruction and correction of bones, muscles and tendinous tissue require extensive and careful consideration of the effects on growth and development.

Key words Cerebral palsy · Musculoskeletal deformity · Functional treatment · Orthopaedic surgical indications · Timing

Zusammenfassung Sekundäre strukturelle Veränderungen an Muskulatur und Skelett von Kindern mit zerebralen Bewegungsstörungen beeinflussen das Bewegungsmuster oft stärker als der primäre neurologische Schaden. Wo die Maßnahmen zu ihrer Verhütung nicht ausreichen, kommt die orthopädisch-chirurgische Wiederherstellung möglichst normaler Form in Frage. Wo es die Verhältnisse erlauben, bieten Eingriffe nach dem 8. Altersjahr, wenn möglich aber gegen Ende des präpubertalen Wachstumsschubs, die beste Gewähr für ein permanentes Resultat im Erwachsenenalter. Indikationen und Kontraindikationen für wiederherstellende Skelettoperationen und für Korrekturen an Muskeln und Sehnen verlangen oft umfangreiche Überlegungen unter besonderer Berücksichtigung des Alters zur Zeit der Operation.

Schlüsselwörter Zerebrale Bewegungsstörungen · Muskel-Skelett-Verformungen · Funktionelle Behandlung · Orthopädisch-chirurgische Behandlung · Behandlungsindikationen · Zeitplan

Kinder mit zerebralen Bewegungsstörungen werden ohne Verformungen am Skelett-Muskel-Sehnen-System geboren. Unter dem Einfluß abnorm verteilter phasischer Muskeltätigkeit und Muskelspannung entwickeln sich im Laufe der Wachstumsjahre aber regelmäßig Verformungen im Bereich von Muskeln, Sehnen und Skelettanteilen. Am raschesten erfolgt dies in den Zeiten hoher Wachstumsgeschwindigkeit im Anschluß an die Geburt, während der 3 ersten Lebensjahre sowie im Laufe des präpubertalen Wachstumsschubs.

Es gehört zu den wichtigsten Aufgaben der koordinierten Behandlung von Kindern mit zerebralen Bewegungsstörungen, diese sekundären Verformungen durch Physiotherapie mit gezielten Bewegungsübungen, manualmedizinische Muskelentspannung und Orthesen zu verhüten. Es scheint, daß hierbei fortlaufend Fortschritte verzeichnet werden können. Im Laufe der Wachstumsjahre entwickeln sich aber unter dem Einfluß abnormer Belastung der Wachstumszonen von Skelett und Muskeln trotzdem oft Fehlformen. Zur Erhaltung und Verbesserung von Haltung und Bewegung sind deshalb in bestimmten Fällen orthopädisch-chirurgische Operationen notwendig.

Wegen der Vielfalt von Faktoren, welche die funktionelle und strukturelle Entwicklung von Kindern mit zerebralen Bewegungsstörungen beeinflussen, sowie wegen der Langzeitwirkung orthopädisch-chirurgischer Eingriffe auf labile Bewegungsorgane bedarf der Entscheid für solche Maßnahmen umfangreicher Überlegungen betreffend die Art des Vorgehens und das optimale Alter des Kindes. Es gilt die Risiken mit und ohne das operative Vorgehen abzuwägen. Eine umfangreiche Dokumentation über Langzeitverläufe unter Einbezug eines Labors für Bewegungsuntersuchungen, wie sie an der Orthopädischen Universitätsklinik am Basler Kinderspital im Laufe von 30 Jahren aufgebaut wurde, ist für solche Entscheide eine große Hilfe. Ziel der Behandlung ist die optimale Funktion im Erwachsenenalter.

Entscheidungsgrundlagen

Eine Reihe von Informationen ist notwendig, um für oder wider einen bestimmten operativen Eingriff zu entscheiden. Dazu gehören:

Vorgeschichte

● Verlauf von Schwangerschaft und Geburt, Neugeborenenperiode, Geburtsgewicht
● Bisheriger Verlauf der Entwicklung von Haltungs- und Bewegungsfähigkeit
● Art, Intensität, Dauer krankengymnastischer und anderer Behandlungen mit Erfolgen und Mißerfolgen

Funktionell-neurologische Diagnose

Eine sorgfältig erstellte funktionell-neurologische Diagnose ist für die Anzeigestellung und das gute Ergebnis operativer Behandlung von hoher Bedeutung:
Die neurologischen Symptome umfassen:

● Spastizität im Sinne krampfhaft gesteigerter Aktivität von Muskelgruppen im Zusammenhang mit reflexartigen Reaktionen

● sowie extrapyramidal verursachte Veränderungen der Muskelspannung (Rigidität, Dystonie) und
● Dyskinesien bei Schäden in den Stammganglien (Athetose).
● Dazu kommt häufig mehr oder weniger umschriebene Muskelschlaffheit, Hypotonie bzw. Muskelschwäche.
● Oft kommen diese neurologischen Symptome kombiniert vor. Ihre Verteilung variiert von Patient zu Patient und kann sich sogar im Laufe der Jahre leicht verändern.
● Die sekundären strukturellen Verformungen sowie der Verlauf der Entwicklung nach Operationen unterscheiden sich erheblich je nach Verteilung und Intensität der einzelnen neurologischen Symptome, bei Tetrasparesen, Diplegie und Hemiparese.

Funktionelle Prüfungen der Bewegungsfähigkeit

Für diese Aufgabe bestehen Testbatterien: „Gross Motor Function Measure" (GMFM), „Test of Infant Motor Performance" (TIMP). Ihre Anwendung erlaubt statistische Auswertungen. Die zu prüfenden Fähigkeiten lassen sich aber auch ohne Testbatterie leicht verständlich aufzeichnen:

● *Beurteilung der Stabilisierungsfähigkeit* von Kopf und Rumpf, Stellung des Beckens beim Sitzen (Anhaltende Seitneigung, Rotation um die Körperlängsachse).
● *Beurteilung der praktisch nützlichen Bewegungsfähigkeit* des Patienten:
− Seitrollen, Kriechen, Vierfüßlergang (Krabbeln), Kniegang, Gehen frei, gehalten, mit Hilfsmitteln (welchen?).
− Abweichen des Gangbildes von der Norm: Einwärtsgang aus den Hüft-, Knie- oder Sprunggelenken. Kauergang mit anhaltender Kniebeugung in der Schwung- und Standphase der Schritte oder Tendenz zu Knieüberstreckung in der Standphase, ausreichende oder mangelhafte Kniebeugung in der Schwungphase.
− Art des Belastungsablaufs der Füße beim Gehen, Fallfuß oder spastische Plantarflexion, Hackenfüße? Schuhabnützung?
● *Beurteilung von Gehstörungen.* Der geübte Beobachter kann bei systematischem Vorgehen die meisten wesentlichen Faktoren von Gangstörungen in unserer Patientengruppe erfassen. Zur Beschreibung gibt es Richtlininen [1].
Ganganalysen: Die Dokumente eines Labors für Bewegungsuntersuchungen erleichtern die Beurteilung und erlauben den Vergleich der Funktion vor und nach Operationen. Zeitlupen und Einzelbildbetrachtungen von standardisierten Videoaufnahmen sind hilfreich. Die Prüfung der 3 D-Vermessungsresultate der Beinbewegungen sowie der Kraftübertragungen zwischen Füßen und Boden mittels Kraftmeßplatten unter Darstellung der Komponenten von Bodendruck, Brems-, Antriebsschub und seitlichem Stabilisierungsschub vermitteln zusätzlich nützliche Informationen.

● *Messung des passiven Bewegungsumfanges von Muskeln und großen Gelenken.* Die Bewegungsfähigkeit ist häufig durch Dauerverkürzung besonders stark beanspruchter Muskeln eingeschränkt. Tabellarische Darstellung erleichtert den Überblick über Zusammenhänge sowie Verlaufsbeobachtungen.

● *Röntgenuntersuchungen,* vor allem der gefährdeten Hüftgelenke, unter Einschluß von Meßaufnahmen der Femurantetorsion.

Auf der Grundlage dieser Informationen ist der zukünftige Einfluß von Wachstum und Entwicklung in Abhängigkeit von der Zahl verbleibender Wachstumsjahre auf den Bewegungsablauf des Patienten zu bedenken, um den besten Zeitpunkt für strukturelle Korrekturen wählen zu können.

Operationsplanung

Das Operationsrisiko ist abzuschätzen. Die Risikogruppen sind aufzuteilen in:

● Standardrisiken jeder Operation durch Anaesthesiemethoden, Blutungen, Infektionen. Sie liegen in der Regel innerhalb normaler Grenzen.
● Kurzfristige Gewähr für die Erreichung der gewünschten Wirkung der Operation unter Vermeidung von Über- und Unterkorrektur, unerwünschter Muskelschwächung
● Langzeitrisiko bezüglich Korrekturverlust, fortschreitender Verformung mit Überkorrektur oder bleibender funktioneller Beeinträchtigung, z. B. durch Verlust von aktiver Bewegungs- oder Stabilisationsfähigkeit einzelner Gelenke

Das Ziel einer orthopädischen Operation hängt vom Schweregrad und der Art der Behinderung ab. Ziele können sein:

● Schmerzfreiheit (z. B. bei neurogenen Hüftluxationen)
● Erhaltung und Verbesserung der Pflegefähigkeit bei Schwerstbehinderten
● Verbesserung der Selbständigkeit im täglichen Leben (Sitzfähigkeit, Hand-Arm-Funktion)
● Funktionelle Verbesserung beim Stehen und Gehen, insbesondere
− Ermöglichung von Transferfunktionen
− Erhöhung der Sicherheit beim Gehen
− Verminderung des Energieaufwands für die Fortbewegung und damit der Ermüdbarkeit
● Kosmetische Verbesserungen beim Stehen und Gehen

Bei der Operationsindikation ist das engere funktionelle Ziel zu umschreiben: Liegt es

● in der Verbesserung der Stabilität (Beispiel Hohlfußkorrektur) oder

● in der Verbesserung der Mobilität (Anpassung von Muskel-Sehnen-Längen, Gelenkrekonstruktion).

Operationsindikationen

Indikationen zu ossären Korrekturoperationen

Die Indikationen zur Wiederherstellung möglichst normaler Form bei neurogenen Skelett-Verformungen lassen sich klar umschreiben. Voraussetzung für die Durchführung von Skelettoperationen ist eine geeignete Infrastruktur mit den notwendigen Instrumenten und eine entsprechende Ausbildung und Erfahrung des orthopädischen Chirurgen selbst sowie seiner Mitarbeiter.

Skelettoperationen im Hüftbereich

Bei spastischen Diplegien und Tetraparesen sind am häufigsten Rekonstruktionen in Hüftgelenksnähe erforderlich.

Oft ist die *intertrochantäre derotierende und leicht varisierende Femurosteotomie* zur Korrektur starken Einwärtsgangs aus den Hüftgelenken in Betracht zu ziehen.

Bei Gehfähigkeit und mittelgradiger Behinderung durch spastische Muskulatur ist die Femurantetorsion bei Jugendlichen in der Regel auf 50° erhöht. Bei gehunfähigen spastischen Patienten kann die Femurantetorsion 65−70° und mehr erreichen (anstatt der normalen 12−20°). Durch die intertrochantäre Derotations-Varisations-Osteotomie des Femurs soll die für den Patienten optimale Stellung des Femurkopfes in der Gelenkpfanne bei der gewohnheitsmäßigen Innenrotation des Oberschenkels erhalten und das Bein in eine normale Rotationsstellung des Knies zur Gehrichtung gebracht werden, indem der distale Oberschenkelanteil bis auf normale Werte der Antetorsion nach außen gedreht wird. Bei Ausführung dieser Operation im zweiten Lebensjahrzehnt bleibt das Ergebnis der Korrektur der Femurtorsion bezüglich der Annäherung des Bewegungsablaufs beim Gehen an die Norm über viele Jahre erfreulich stabil.

Regelmäßig wird dadurch auch die Spannung in der Hüftmuskulatur, insbesondere der Adduktoren, herabgesetzt. Bei jugendlichen Patienten können Bewegungsübungen ohne Belastung des operierten Beins unmittelbar nach dem Eingriff wieder aufgenommen werden, volle Belastung nach ausreichender knöcherner Heilung innert 6 Wochen. Besonders wichtig sind kraftaufbauende Übungen für die abspreizende Hüftmuskulatur.

Wird diese Operation bei Kindern unter 8 Jahren ausgeführt, besteht eine wesentliche Tendenz zum Rezidiv von Coxa valga, verstärkter Femurantetorsion und Einwärtsgang. Unsere Nachkontrollen haben gezeigt, daß frühestens nach Erreichen des 8. Altersjahres, besser aber ab dem 12. Altersjahr, ausreichend stabile Verhältnisse bestehen, um ein langfristig günstiges Resultat zu sichern. Intertrochantäre Femurosteotomien zur Verbesserung des Einwärtsgangs sollten deshalb, wenn irgend möglich, erst nach Erreichen des 8. Altersjahres, am besten mit 12–14 Jahren ausgeführt werden.

Wiederherstellende Operationen für die Hüftgelenkspfanne. Bei *Hüftsubluxation und -luxation,* verbunden mit Coxa antetorta, ist nach dem Alter von 4 Jahren eine intertrochantäre Femurosteotomie allein in der Regel ungenügend, weil sich die regelmäßig geschädigte Gelenkpfanne meistens nur ungenügend erholen kann.

Bei Hüftsubluxation und- luxation ist deshalb eine offene Gelenkreposition, verbunden mit intertrochantärer Derotations-Varisations- und evtl. Verkürzungsosteotomie erforderlich. Die offene Gelenkreposition ist notwendig, weil Verdickung des Lig. teres und Verkürzung des Lig. transversum acetabuli fast immer das unerläßliche Rückgleiten des Femurkopfes in die Tiefe der primären Gelenkpfanne verhindern. Die Femurosteotomie muß durch eine Hüftpfannenplastik unter Wiederherstellung der knorpelbedeckten sphärischen Form der Gelenkpfanne ergänzt werden. Eine modifizierte periacetabuläre Beckenosteotomie nach Dega hat sich dazu bewährt.

Die Hüftgelenkrekonstruktion bei hoher neurogener Hüftluxation spastischer Patienten hat sich als besonders wertvoll erwiesen. Bis zum Alter von 18–20 Jahren läßt sich damit regelmäßig ein weitgehend schmerzfreier Zustand mit guter Sitzfähigkeit, in der Regel auch unter Rückgewinnung ausreichender Steh- und gehaltener Gehfähigkeit für Transferfunktionen erreichen [3, 5].

Die langfristige Erhaltung der so wiederhergestellten Hüftgelenkkongruität wurde bei Nachkontrollen durch die anterolaterale Verlagerung des Iliopsoas nach Mustard deutlich sicherer [5].

Skelettoperationen im Fußbereich

Die chirurgische Versteifung an den Sprunggelenken ist bei neurogenen Fußverformungen regelmäßig vermeidbar. Sprunggelenkversteifungen sind längerfristig nachteilig, weil sie abnorm hohe Belastungen der Nachbargelenke verursachen und die Gehfähigkeit auf unebenem Boden beeinträchtigen.

Zur Gewinnung ausreichender Stabilität zum Stehen und Gehen bei neurogener Skelettverformung der Füße sind gute Resultate regelmäßig erreichbar durch:

- Valgisierende Osteotomie des Tuber calcanei (Dwyer) bei strukturellem Calcaneus varus.
- Basisnahe Osteotomie der Metatarsalia bei Hohlfuß und
- Verlängerungs- bzw. Verkürzungsosteotomien am Processus anterior calcanei bei starker Ab- oder Adduktion des Vorfußes.

- Bei verstärkter Außentorsion der Tibia und bei Innentorsion der Malleolengabel hat sich die supramalleoläre Drehosteomie bewährt.

Wirbelsäulenoperationen

Schwere neurogene *Skoliosen* werden bei spastischer Tetraparese häufig beobachtet. Fast immer sind gehunfähige Patienten davon betroffen. Eine stabile und wenig verformte Wirbelsäule ist für diese Patientengruppe aber von hoher Bedeutung. Durch die Verfügbarkeit stabiler Osteosyntheseverfahren unter Verwendung von pedikulären Schrauben zur Verankerung lassen sich Korrekturen und Stabilisierungen der Wirbelsäule mit postoperativen Liegezeiten von wenigen Tagen erreichen. Lebenslanges Tragen einer Rumpforthese ist für Erwachsene mit schweren zerebralen Bewegungsstörungen wie auch für ihre Betreuer nur ausnahmsweise zumutbar. Die vorwiegend thorakolumbalen Hauptkrümmungen beeinträchtigen die Sitzfähigkeit. Die Korrektur und Stabilisierung der Wirbelsäule kann deshalb wesentliche Vorteile bringen. Leider muß sie häufig bis zum Sakrum ausgedehnt werden. Dadurch wird die Beweglichkeit des Rumpfes aber erheblich eingeschränkt und die Beckenstellung beim Sitzen vollständig fixiert.

Eine geeignete Rollstuhlsitzschalenversorgung ist nach Skoliosenoperation bei Patienten mit zerebralen Bewegungsstörungen zur Vermeidung von Druckgeschwüren im Bereich der Tuberositas ossis ischii und der Trochanteren deshalb besonders wichtig.

Auch Skoliosenoperationen werden mit Vorteil zwischen dem 11. und 15. Lebensjahr ausgeführt.

Operationsindikationen für Muskel-Sehnen-Verlängerungen und -Verlagerungen

Muskelschwäche und Muskelverkürzungen überwiegen bei Zerebralparesen zahlenmäßig die Bedeutung von Skelettverformungen. Im Gegensatz zu schwer ausrottbarem Sprachgebrauch sind bei zerebralspastischer Muskulatur nicht Sehnen, sondern Muskeln zu kurz. Die peripheren Sehnen sind häufig durch die Kraftwirkung der Muskulatur gedehnt worden, sie sind länger als normal. Dies betrifft besonders die Patellar- und die Achillessehnen. Muskelgewebe weist eine hohe Anpassungsfähigkeit, Trainierbarkeit und Plastizität auf. In Sport, Tanz und Zirkusakrobatik wird dafür täglich Zeugnis abgelegt. Es besteht berechtigte Hoffnung, daß die Plastizität spastischer und verkürzter Muskeln besonders bei Kindern bald regelmäßig und nicht nur ausnahmsweise in ausreichendem Maße funktionell-therapeutischen Bemühungen zugängig wird [9].

Wie bei Sportlern verkürzen sich auch bei zerebralen Bewegungsstörungen funktionell überlastete Muskeln. An die Stelle der normalen Wirkung der reversiblen Muskelkontraktion tritt eine Muskelkontraktur, eine Dauerverkürzung. Dadurch kann in bestimmten wichtigen Situationen trotz grundlegender Muskelschwäche genügend Kraftwirkung angeboten werden.

Das Behandlungsziel bie Muskelkontrakturen ist die Rückgewinnung annähernd normaler Muskellänge und Muskelelastizität sowie des physiologischen Kontraktionsweges ohne Verlust, sondern möglichst mit Gewinn an Muskelkraft. Muskelkontraktur und Muskelschwäche schließen sich nicht aus, sondern sind in der Regel gleichzeitig vorhanden. Physiotherapeutische Muskelkräftigung ist ein nützlicher Weg zur Bekämpfung und Korrektur von Muskelkontrakturen [6]. *Diese Erkenntnis steht im Gegensatz zu weit verbreiteten Lehren und Ansichten.*

Muskelverlängerungen und -verlagerungen verlangen auch wegen der hohen Variabilität der Architektur der einzelnen Muskeln umfangreiche Überlegungen [7]. Je nach Muskelfaserlänger Fiederungswinkel und Verhältnis von Muskelfaserlänge zu Sehnenlänge sowie der Länge des Kraftarms variiert der Kraftverlust durch eine Sehnenverlängerung oder die Veränderung der Weglänge verlagerter Muskeln in hohem Maße.

Operative Behandlung von Kontrakturen des M. Triceps surae (Spitzfußkontraktur)

Mindestens normale Kraftwirkung von Mm. gastrocnemius und soleus ist für gute Gehfähigkeit sowohl bei Spastizität der Beinmuskulatur wie auch normalerweise von hoher Bedeutung. Die Plantarflexoren des Fußes erleiden bei geringer Verlängerung der Achillessehne einen hohen Kraftverlust. Durch 1 cm Verlängerung verliert der normale M. soleus im Computermodell 30%, durch 2 cm Verlängerung jedoch 86% seines maximalen isometrischen Drehmoments für die Plantarflexion aus 10° Dorsalflexion des Fußes [7]. Für den M. gastrocnemius liegen diese Verhältnisse nur wenig günstiger. Die unmittelbare Auswirkung einer Achillessehnenverlängerung zeigt sich in einer allgemeinen Herabsetzung der Muskelspannung, einer Lockerung. Mittel- und langfristig werden dagegen regelmäßig fast ausschließlich negative Wirkungen beobachtet: Der Kraftverlust am Fuß verstärkt den Kauergang. Die Muskeln verkürzen sich weiter und verlieren an Kontraktionsweg sowie an Elastizität, so daß auch der spastisch verstärkte Dehnungsreflex erneut zunimmt.

Grundsätzlich müssen deshalb alle Mittel zur Verhütung und zur funktionellen Behandlung von Verkürzungen der Wadenmuskulatur angewendet werden. Bei guter und konsequenter Ausführung sind sie fast immer erfolgreich.

*Chirurgische Eingriffe an Muskeln und Sehnen verändern nicht nur die motorische Kraft und Wirkungsrich-*tung, sondern auch die sensorische Regelung. Die Auswirkungen auf die Sensorik sind bei Muskel-Sehnen-Verlängerungen schwer voraussehbar, noch komplexer ist der Einfluß der veränderten Sensorik bei Muskel-Sehnen-Verlagerungen. Dies birgt zusätzliche Risiken für den Operationserfolg.

In den wenigen Fällen, wo eine Spitzfußoperation unumgänglich erscheint, sollte entweder eine isolierte Verlängerung bzw. Verlagerung des M. gastrocnemius nach Vulpius oder Strayer, besser noch eine ventrale aponeurotische Verlängerung des M. gastrocnemius, falls notwendig ergänzt durch die aponeurotische Verlängerung des M. soleus erfolgen [4]. Im Zusammenspiel mit postoperativer Krankengymnastik zur Dehnungsbehandlung und mit Lagerungsorthesen wird dabei nicht die periphere Sehne, sondern der Muskel selbst verlängert.

Bei anhaltendem raschen Skelettwachstum besteht ohne regelmäßige Benützung von Lagerungsorthesen aber eine Rezidivgefahr. Am Wachstumsende läßt sich dagegen mit hoher Regelmäßigkeit ein erfreuliches Verhältnis von Muskelkraft und Muskellänge erreichen und langfristig erhalten. Ein weiterer Vorteil der aponeurotischen Verlängerung nach Baumann und Koch liegt in der vollen fixationsfreien Belastbarkeit des operierten Beins innert 3 Tagen.

Pes varus adductus

Die Schwäche des M. triceps surae wird besonders bei einseitig überwiegender Spastizität oft durch Überfunktion des M. tibialis posterior kompensiert. Dadurch kann sich ein zunächst funktioneller, später struktureller Hohl-Sichel-Fuß, Pes cavo varus adductus, entwickeln. Zur Unterbrechung dieser Tendenz kommt neben Schuhkorrekturen und Orthesen die *aponeurotische Verlängerung des M. tibialis posterior* in Frage. Es handelt sich um eine kleine, aber wirkungsvolle Maßnahme ohne wesentliches Risiko betreffend übermäßigen Kraftverlust.

Spitz-Schaukel-Fuß mit Vorfußabduktion

Wo die funktionelle Behandlung unter Einschluß von Unterschenkelorthesen gegenüber verstärkter Aktivität (auch ohne Belastung des Fußes) der Peronealmuskulatur, insbesondere des M. peroneus tertius nicht ausreicht, kommt die aponeurotische Verlängerung dieser Muskeln in Frage.

Indikationen und operative Methoden bei Kontrakturen der ischiokruralen Muskulatur

Der spastische Kauergang widersteht krankengymnastischer Behandlung in hartnäckiger Weise. Zur Verhütung und Behandlung ist Kenntnis der Ursachen wichtig. Eine Reihe von Faktoren der Entstehung sind erkennbar. Dazu gehören:

● Schwäche der Plantarflexion der Füße, natürlich vorhanden oder iatrogen nach Spitzfußoperation.
● Später Gehbeginn, persistierendes Krabbeln oder Kniegang: Die normale Stimulation des Muskelwachstums durch regelmäßiges Dehnen in entspanntem Zustand mangelt.
● Starke Kokontraktion der Kniestrecker, des M. quadriceps femoris beim Gehen. Für das Gehen ist die Kniebeugung in der Schwungphase der Schritte ebenso wichtig wie die Kniestreckung in der Standphase. Der Semitendinosus ist als vorwiegender Schwungphasenmuskel von solcher Hemmung der Kniebeugung durch die Kokontraktion der Kniestreckmuskulatur besonders stark betroffen. Das neuromuskuläre Regelsystem kann zur Optimierung des Energieaufwands für die Fortbewegung eine mittlere Kniebeugung bevorzugen. Kauergang findet sich deshalb auch bei überwiegender Rigidität der Muskulatur trotz geringer Muskelkontrakturen der Kniebeuger.
● Starke Beanspruchung bei relativer Schwäche einzelner ischiokruraler Muskeln. Sowohl die Streckwirkung auf das Hüftgelenk wie die Kniebeugung in der späten Phase einbeiniger Belastung sind für den Antrieb der Schritte wichtig.

Die operative Verlängerung ischiokruraler
Muskel-Sehnen-Einheiten

Aufgrund ihrer unterschiedlichen Architektur ist der Kraftverlust der einzelnen ischiokruralen Muskeln bei peripherer Sehnenverlängerung stark verschieden [7, 9]. Besonders empfindlich reagieren M. semimebranosus und der lange Kopf des M. biceps femoris, wenig beeinflußt wird die Kraftwirkung des langfaserigen M. semitendinosus sowie der kurze Bizepskopf. Starke Schwächung der Kniebeuger führt auch zu verminderter Kniebeugefähigkeit in der Schwungphase und beeinträchtigt die Hüftstreckung.

Die distale periphere Sehnenverlängerung kommt deshalb vor allem für den M. semitendinosus in Betracht. Der sekundäre Verlust an Muskelelastizität wird aber ungern in Kauf genommen.

Die aponeurotische Verlängerung der ischiokruralen Muskeln hat sich vor allem im Verein mit der Verlagerung der distalen Sehne des M. rectus femoris auf einen Kniebeuger recht gut bewährt. Bei intensiver krankengymnastischer Nachbehandlung, möglichst auch unter Beiziehung von „continuous passive motion" zur Erhaltung der Gleitfähigkeit der Muskeleinheiten läßt sich sowohl die Kniestreckfähigkeit [2] in der Standphase der Schritte wesentlich verbessern, als auch die Kniebeugefähigkeit in der Schwungphase erhalten.

Der Kraftverlust der Kniebeuger kann bei einmaliger Operation in Kauf genommen werden. Operationen vor dem präpubertalen Wachstumsschub erfordern jedoch häufig die Reoperation wegen rezidivierender Muskelverkürzung, wodurch sich der gesamte Kraftverlust beträchtlich erhöht und ein stockfreies Gehen meist unmöglich wird.

Operative Verlängerungen an der Hüftmuskulatur

Operationen an den Hüftadduktoren sind eine dauernde Quelle von Streitgesprächen der behandelnden Orthopäden. Dauerverkürzung der Hüftadduktoren ist mit Fehlbelastung des Hüftgelenks verbunden und fördert die Subluxation und Luxation. Die Adduktoren sind aber wichtige Stabilisatoren der Hüftgelenke beim Stehen und bei der Fortbewegung. Ihre Verkürzung ist oft Folge häufig und heftig einschießender Streckspastizität der Beine, welche unabhängig von sich einstellenden Kontrakturen der Adduktoren Hüftgelenksschädigung verursacht. Zur Erhaltung kongruenter Hüftgelenke müssen die Hüftstreckspasmen beim Sitzen und Liegen durch ausreichende Hüftbeugung vermieden und die normale Länge der Hüftadduktoren möglichst erhalten werden. Dazu ist eine Sitzanpassung mit Hüftbeugung über 90° sowie u. U. eine Hüftspreizorthese erforderlich, welche auch beim Liegen eine Abduktion von 25° sowie eine Hüftbeugung von 20–30° ohne Außenrotation der Beine sichert.

Operationen an den Hüftadduktoren sind wegen einer hohen Rate an Rezidiven und erschreckender Auswirkungen von Überkorrekturen besonders riskant. Das Fortschreiten einer bereits eingetretenen Hüftsubluxation kann durch die Adduktorentenotomie in der Regel nicht gehemmt werden, es sei denn, man verursacht eine Abduktionsfehlstellung mit all ihren großen Nachteilen.

Wo bei größeren Kindern notwendig, oft einseitig, führen wir eine sorgfältige *aponeurotische Verlängerung des M. adductor longus* aus. Bei Rückfällen nach Adduktorenverlängerung oder Teilablösungen wurden gute Ergebnisse durch die Resektion von Narbensträngen erreicht. Überkorrekturen sind weitgehend irreparabel und ziehen bei Einseitigkeit eine Kontraktur mit nachfolgender Subluxation oder Luxation auf der Gegenseite nach sich.

Die Hüftbeugekontraktur wird verursacht durch fehlende Dehnbarkeit von Mm. iliopsoas und rectus femoris. Beide Muskeln können aponeurotisch verlängert werden. Die Rezidivgefahr ist aber groß, weil die betroffenen Personen in der Regel abnorm lange Zeit in sitzender Stellung verbringen und die zur Erhaltung des Operationsresultats notwendige regelmäßige Dehnung der Hüftbeuger langfristig nicht gewährleistet werden kann.

In den letzten Jahren wurde erneut hervorgehoben [8], daß bei zerebralen Bewegungsstörungen nicht einzelne Muskeln, sondern ganze Muskelketten in ihrer funktionellen Steuerung und Beweglichkeit beeinträchtigt sind.

Isolierte Muskel-Sehnen-Verlängerungen kommen besonders für Tibialis posterior, die ischiokrurale Gruppe sowie die Hüftbeuger in Frage, selten aber für den Triceps surae. Oft sind Hüft- und Kniebeuger sowie der Gastrocnemius gleichzeitig verkürzt. Gegen Ende der Wachstumsperiode kann es sinnvoll sein, alle 3 Muskelgruppen während einer Operation beidseitig zu verlängern und zusätzlich den Rectus femoris distal auf die Beugseite zu verlagern. Besonders gefährlich ist die isolierte Verlängerung am M. triceps surae.

Operationsindikationen an Armen und Händen

Diese sind bei spastischen Bewegungsstörungen selten dringend gegeben. Die hohe natürliche Bedeutung von Willkürbewegungen der Hände erleichtert das sensomotorische Training der Handfunktion. Erleichterung einer Stabilisierung des Handgelenks ist bei Hemiparesen gelegentlich erwünscht. Die Verlagerung des M. flexor carpi radialis auf M. extensor carpi radialis longus kann dies bewirken. Neue, elastische funktionelle Handgelenkorthesen führen oft ebenfalls zum Ziel.

Die starke muskelentspannende Wirkung manualmedizinischer Behandlung des Nackenrezeptorfeldes im Bereich der Kopf-Hals-Grenze hat die Wirksamkeit nichtchirurgischer Behandlung von Störungen der neuromuskulären Koordination und der Sensomotorik im Bereich von Armen und Händen weiter verbessert und damit die ohnehin selten gewordenen Operationsindikationen weiter zurückgedrängt.

Literatur

1. Adams JM, Perry J (1994) Gait analysis: Clinical application. In: Rose J, Gamble GG (eds) Human walking, 2nd edn. Williams & Wilkins, Baltimore, pp 139–164
2. Baumann JU, Ruetsch H, Schürmann K (1980) Distal hamstring lengthening in cerebral palsy. An evaluation by gait analysis. Inter Orthop (SICOT) 3: 305–309
3. Baumann JU (1986) Hüftmuskellähmungen. In: Hohmann G, Hackenbroch M, Lindenmann K (Hrsg) Orthopädie in Praxis und Klinik. Spezielle Orthopädie – Hüftgelenke und untere Extremität, Teil 1: Hüftgelenke, Oberschenkel, Knie, Unterschenkel und spezielle Probleme, VII. Thieme, Stuttgart, S 6.1–6.37
4. Baumann JU, Koch HG (1989) Ventrale aponeurotische Verlängerung des Musculus gastrocnemius. Operat Orthop Traumatol 1:255–258
5. Brunner R, Baumann JU (1994) Clinical benefits of reconstruction of dislocated or subluxated hip joints in patients with spastic cerebral palsy. J Pediatr Orthop 14:290–294
6. Carmick J (1995) Managing equinus in children with cerebral palsy: Electrical stimulation to strengthen the triceps surae muscle. Dev Med Child Neurol 37:965–975
7. Delp SC, Zajac FE (1992) Force- and moment-generating capacity of lower-extremity muscle before and after tendon lengthening. Clin Orthop Relat Res 284:247–259
8. Gage JR (1991) Gait analysis in cerebral palsy. McKeith, London
9. Lieber RL (1992) Skeletal muscle structure and function. Implications for rehabilitation and sports medicine. Williams & Wilkins, Baltimore

W. Coenen

Die sensomotorische Integrationsstörung

Diese Arbeit wurde auf dem Workshop „Manuelle Medizin – Behandlungskonzepte bei Kindern", der vom 24.–26. November 1995 in Trier stattfand, präsentiert

Sensorimotor integration disturbance

Abstract Disturbances of the sensory motor regulation restrict the development of a normal body and locomotion scheme during the period of growth. In addition, the deficient processing of perceived stimuli leads to peculiarities of affective behaviour and deviations from normal in the development of cognitive capabilities. The neurophysiological connections are presented and the treatment options discussed.

Key words Deficient sensory motor regulation · Behavioural disturbance · Motor cybernetic test · Atlas therapy

Zusammenfassung Störungen der sensomotorischen Steuerung beeinträchtigen im Wachstumsalter die Entwicklung eines normalen Körper- und Bewegungsschemas. Aus der fehlerhaften Wahrnehmungsverarbeitung ergeben sich außerdem Auffälligkeiten im affektiven Verhalten und Normabweichungen in der Entwicklung der kognitiven Fähigkeiten. Die neurophysiologischen Zusammenhänge werden dargestellt und die therapeutischen Möglichkeiten erörtert.

Schlüsselwörter Sensomotorische Fehlsteuerung · Verhaltensstörung · Motokybernetischer Test · Atlastherapie

Der Begriff „sensomotorische Entwicklung" steht für die Differenzierung von Wahrnehmungsleistung und geplanter Bewegung innerhalb eines zentralnervösen Steuerungssystems im Sinne eines Regelkreises. Wahrnehmung und Bewegung sind somit der funktionelle Inhalt des ZNS.

Für die Entwicklung des Kindes sind die ersten 12–15 Lebensmonate von besonderer Wichtigkeit. In dieser Zeit kommt es zur Ausbildung aller sensomotorischen Basisprogramme, die dem Kind ermöglichen, dauernd aufrecht zu stehen und zu gehen, die Hände zu differenzierten Tätigkeiten einzusetzen und vor allem auch den Kopf gegenüber dem Rumpf nach einem artespezifischen Muster in vertikaler Körperhaltung zu bewegen.

Mit diesem Prozeß eng verknüpft ist die Entwicklung des sozialen und emotionalen Verhaltens und die Entfaltung der intelektuellen Fähigkeiten.

Alle diese Leistungen: Bewegung, Körperbeherrschung, Raumorientierung einerseits und die kognitiven Prozesse andererseits sind das Ergebnis von Datenverarbeitung. Diese kybernetischen Vorgänge dienen alle dem einen Ziel: die bestmögliche Anpassung an Umweltsituationen zu erreichen.

K. Lorenz hat die Hypothese aufgestellt: „daß das begriffliche Denken des Menschen durch eine Integration mehrerer schon vorher existenter Erkenntnisleistungen zustande kommt. Unter diesen ist die Fähigkeit der Raumvorstellung als erste zu nennen". Die Anschauungen von Raum und Zeit seien – so K. Lorenz – in Wirklichkeit nur *eine*, nämlich die Anschauung von *Bewegung* in Raum und Zeit.

Die Vorgänge im ZNS lassen sich mit einem informationstechnischen Regelkreis vergleichen (H. D. Wolff). In diesem System hat die Sensorik den Hauptanteil an Haltungs- und Bewegungsleistung: Sie entwirft das Programm, während die motorischen Hirnzentren nur der Effektor sind: Befehlsempfänger und ausführende Instanz.

Von Bedeutung bei diesem Denkmodell ist, daß Information immer mit Hilfe von Kodierung geschieht: Nicht die tatsächlichen Informationsformen werden weitergereicht, sondern statt dessen bestimmte Zeichen oder Signale, die sowohl dem Sender als auch dem Empfänger bekannt sind.

Im ZNS werden bekanntlich Wahrnehmungsinformationen in elektrische Impulsfolgen (AP) verschlüsselt.

Die sensorischen Rezeptoren im menschlichen Organismus entsprechen im informationstechnischen Modell dem Sender bzw. in der kybernetischen Nomenklatur dem Fühler.

Über diese Rezeptoren nimmt das Nervensystem Notiz von den Vorgängen in unserer Umwelt und in unserem Organismus.

Für unser Thema interessant sind vor allem die:
- Exterozeptoren (in der Haut gelegen),
- Propriozeptoren (Gelenkkapsel, Muskel, Sehnen) und
- das Labyrinthorgan.

Insbesondere die Propriozeptoren und das Vestibularsystem sind hier von Bedeutung, da sie am Funktionieren der Halte- und Stellreflexe maßgeblich beteiligt sind und damit an der Raumorientierung und der Stützmotorik, die das Fundament der Zielmotorik dargestellt.

Sensomotorische Integration besteht also in der Aufnahme von Wahrnehmungsinformationen über die Sinnesorgane (Rezeptoren), von wo aus sie nach zentral (Gehirn, Rückenmark) an eine „Kommandostelle" weitergereicht, dort interpretiert und verrechnet werden, um dann im Erfolgsorgan dekodiert zu werden. Das Ergebnis ist die gewünschte motorische Leistung, die ihrerseits zu einer Änderung von Körperhaltung und Extremitätenstellung und damit zu einem neuen Wahrnehmungsmuster führt, wie im Beispiel des geschlossenen informationstechnischen Regelkreises dargestellt.

Die „Kommandostelle" wird also von den Sinnesorganen darüber informiert, welche besondere Umweltsituation z. Z. gegeben ist und sie besitzt „genetisch programmierte Informationen darüber, welche von den zur Verfügung stehenden Bewegungsweisen auf welche Umweltsituation paßt" (K. Lorenz).

Man muß sich in Erinnerung rufen, daß der Säugling diese Fähigkeiten noch nicht besitzt. Er verfügt zwar über die „Hardware" (Rezeptoren, Nervenzellen und Nervenbahnen, Sehnen, Muskeln usw.), aber die muß sich im Wachstum erst differenzieren, damit eine „Software" eingespielt werden kann. Dieser Prozeß des Programmierens verläuft in bestimmten, genetisch fixierten Schritten und nach artspezifischen Gesetzmäßigkeiten, sofern keine Noxen diese Entwicklung stören.

Die Aufrichtung in die normale Körperhaltung unter Einsatz der Labyrinth- und Nackenreflexe gehört zu den bestgesicherten Funktionen des ZNS und begründet bekanntlich die Sonderstellung des Menschen in der Natur. Das ZNS ist offenbar bereit, auch pathologische Muster in Kauf zu nehmen, um dieses Ziel zu erreichen, was sich z. B. bei Spastikern gut beobachten läßt, die gelernt haben, zu stehen oder zu gehen.

Pathologische Bewegungsmuster sind aber keineswegs immer nur die Folge einer zerebralen Schädigung, sondern können ihre Ursache ebenso gut in einer peripheren Dysfunktion haben, sog. „Blockierungen", vor allem, wenn sensorische Schlüsselregionen der Wirbelsäule betroffen sind.

Von Bedeutung sind natürlich ganz besonders die „Blockierungen", die sich am noch unausgereiften sensomotorischen System des Säuglings ereignen. Daraus ergibt sich die Forderung, im Säuglingsalter bei bestimmten Auffälligkeiten hinsichtlich Körperhaltung und Spontanbewegung nach sog. Blockierungen und somit nach Störungen in der propriozeptiven und vestibulären Sensorik zu fahnden. Es gibt gute Gründe anzunehmen, daß die Bagatellisierung solcher Auffälligkeiten in bestimmten Fällen die Ausbildung eines Symptombildes im Vorschul- und Schulalter zu Folge hat, das unter der Bezeichnung MCD oder sensomotorische Integrationsstörung oder smD bekannt ist. Der Begriff MCD ist sicherlich sehr unglücklich, da grundsätzlich eine zerebrale Schädigung unterstellt wird, ohne daß es dafür überzeugende Untersuchungskriterien gäbe. Wir wissen, daß rein periphere segmentale Dysfunktionen im Säuglingsalter zerebrale Symptome vortäuschen können. Die Begriffe „sensomotorische Integrationsstörung" oder „sensomotorische Dyskybernese" (smD) sind wertungsneutral und berücksichtigen sowohl zerebrale als auch periphere Ursachen.

Bleibt ein peripheres Blockierungssyndrom (mit oder ohne zerebrale Beteiligung) unbehandelt, ist zu befürchten, daß die weitere sensomotorische Entwicklung abnormal verläuft, da es zu Konflikten zwischen Wahrnehmungsinformation und deren Entschlüsselung kommt, also zwischen input und decoding. Die Wahrnehmungsverarbeitung verläuft somit fehlerhaft. *Eine gestörte Sensorik kann aber kein normales motorisches Muster programmieren.*

Solche Kinder lernen zwar auch Stehen, Gehen, Treppensteigen und Rennen, aber meist etwas verspätet und meist in einer minderen Qualität, was als Hinweis auf eine unzureichende sensomotorische Integration gelten darf. Probleme machen diese Kinder oft erst dann, wenn sie an Gleichaltrigen gemessen werden oder sich bestimmten Normen unterwerfen müssen, also im Kindergarten und in der Schule.

Tabelle 1 Anamnestische Angaben ($n = 128$ Patienten)

	%
Risikoschwangerschaft	14
Risikogeburt	91
Schräglage	71 (?)
Verspätetes Sitzen	69
Verspätetes Stehen	74
Kein Vierfüßerkrabbeln	87
Verspätetes Gehen (nach dem 15. Lebensmonat)	83

Die klinischen Zeichen dieser larvierten smD sind vielfältig. Gewöhnlich werden die Kinder wegen bestimmter orthopädischer Auffälligkeiten vorgestellt. Man findet dann sehr oft folgende Symptome:

- Gangstörungen (ataktisches oder tapsiges Gangbild, persistierender Einwärtsgang, Spitzengang, Beugung in Hüft- und Kniegelenken beim schnellen Gehen oder Laufen)
- Haltungsanomalien (Haltungsschwäche, Haltungsverfall),
- Fußfehlstellungen (Knick-Senk-Füße, Vorfußversion),
- Hypo- und hypertone Muskulatur,
- Sog. Bindegewebeschwäche.

Die Kinder wirken insgesamt unbeholfen; sie zeigen ein auffälliges Körperschema und pathologische Bewegungsschablonen, wirken oft verschüchtert oder auf andere Weise verhaltensauffällig.

Aufschlußreich ist dann die anamnestische Exploration. Es finden sich nahezu regelmäßig Auffälligkeiten im Säuglingsalter: Schräglage, auffallend braves oder übererregbares Schreikind, Schlafstörungen (Durchschlafstörung, häufiges nächtliches Erwachen), Trinkschwäche, Abneigung gegen Bauchlage, verspätetes Drehen Rücken-Bauch/Bauch-Rücken, spätes Sitzen, kein Vierfüßerkrabbeln, verspäteter Gehbeginn.

Die Auflistung der anamnestischen Angaben von 128 eigenen Patienten im Alter von 5–12 Jahren, die in den letzten 4 Jahren wegen smD behandelt wurden, ergab Tabelle 1.

Im Kleinkindalter zeigen diese Kinder oft:
- Gangstörungen (Stolpern, Hatschen),
- mangelhafte Stützfunktion beim Hinfallen (häufige Verletzungen),
- spätes alternierendes Treppensteigen,
- fehlendes Durchsetzungsvermögen,
- „Prügelknabe": immer der Langsamste, zieht immer den Kürzeren, läßt sich an die Wand drücken, wird oft gehauen usw.

Zu diesen Auffälligkeiten gesellen sich dann im Schulalter:
- Konzentrationsstörungen,
- schneller Leistungsabfall,
- sog. Teilleistungsstörungen,

- Nervosität,
- Vergeßlichkeit,
- Störungen der Grob- und Feinmotorik.

Die ständige Frustration dieser Kinder durch das Erleben der eigenen Schwäche und des Unvermögens im Vergleich zu anderen Kindern, die ständige Kritik seitens der Erwachsenen, der Leistungsdruck und oft auch der Spott, dem diese Kinder ausgesetzt sind, führen in fast allen Fällen zu einer mehr oder weniger ausgeprägten Störung des affektiven Verhaltens:
- gestörtes Selbstwertgefühl,
- Wertlosigkeitsvorstellungen,
- Antriebsarmut,
- Reizbarkeit, Aggressivität,
- somatische Symptome: Schlafstörungen, Appetitverlust oder gesteigerte Eßlust usw.

Andere Kinder dagegen zeigen:
- Hyperaktivität,
- Distanzlosigkeit,
- destruktives Handeln,
- Selbstüberschätzung.

Auffallend oft finden sich soziale Kontaktstörungen:
- Scheu vor Erwachsenen, Fremden, Gleichaltrigen,
- Verweigern von Gruppenkontakt,
- Vermeiden von Blickkontakt,
- Verlegenheitsbewegungen,
- unbeholfene Gestik,
- mutistisches Verhalten.

Flehmig beschreibt typische Verhaltenscharakteristika im Hinblick auf Selbsteinschätzung, Konfliktbewältigung, Zeitgefühl und Konzentrationsvermögen:

Verhaltenscharakteristika bei smD (mod. nach Flehmig)

1. Schlechte Vorstellung von sich selbst
- egozentrisch
- albern
- angeberisch
- bewegt sich undosiert, falsches Einsetzen des Körpers
- undosiert in grob- und feinmotorischen Handlungen „Kaputtmacher"
- weint bei kleinsten Ereignissen
- ist sehr laut, selbst aber akustisch überempfindlich
- unruhig, ständig zappelnd

2. Schnelle Frustration und Versuch, neue Situationen zu vermeiden
- Wutanfälle
- Rigidität, kein Handeln
- Vermeidungsstrategien
- Verweigerung
- weinerlich

- mißgestimmt
- aggressiv – verbal (Fäkalsprache)
- aggressiv – körperlich
- Herumkommandieren

3. Gestörtes Zeitgefühl, Vergeßlichkeit
- verspätet sich oft, vergißt schnell
- kein Gefühl für Entfernungen (zeitlich und räumlich)
- schlechte Speicherung im Ultrakurzzeit- und Kurzzeit-gedächtnis für auditive und visuelle Informationen.

4. Situative Konzentrationsstörung
- ablenkbar, wenn mehr als eine Person im Raum ist
- braucht Nähe
- braucht Beachtung
- braucht direkte Ansprache, muß dabei angefaßt werden
- kann sich nicht konzentrieren, wenn im Raum geredet wird (Cocktailpartyeffekt)

Neuromotorisch zeigen diese Kinder eine Beeinträchtigung der Bewegungsqualität bezüglich Dosierung, Koordination, Feinabstimmung, Eigenwahrnehmung und Raumgefühl. Vor allem ältere Kinder haben gelernt, durch Vermeidungsstrategien ihre motorischen Schwierigkeiten zu verstecken. Diese verdeckten Symptome lassen sich mit dem *motokybernetischen Test* aufdecken und differenzieren, der sich als qualitativer Test besser bewährt als quantitative Methoden (z. B. Kiphard-Schilling).

Der motokybernetische Test (MKT) (Coenen 1989, 1992). (Zur Feststellung von Normabweichungen in der sensomotorischen Entwicklung:)
1. Langsitz
2. Abspringen von hüfthoher Liege
3. Einbeinstand (auf fester Unterlage)
4. Einbeinstand (auf weicher Unterlage)
5. Einbeinhüpfen (ohne Ball)
6. Einbeinhüpfen mit Ball
7. Hampelmannsprung
8. Schersprung
9. „Gliederpuppentest"
10. Balance auf Kreisel (beidbeinig)
11. Balance auf Kreisel (einbeinig)
12. Purzelbaum
13. Seitliches Überhüpfen
14. Fersengang vorwärts-rückwärts
15. Wechselschritthüpfen
16. Seiltänzergang
17. Drehtest/Seiltänzergang
18. Zeichnung „Baum/Haus/Männchen"

Die einzelnen Übungen des motokybernetischen Tests werden entsprechend der Qualität ihrer Durchführung nach festgelegten Merkmalen beurteilt und mit Minus- bzw. Fehlerpunkten bewertet. Die ermittelte Punktzahl erlaubt eine Zuordnung in „Störungskategorien" (I–VI) unter Berücksichtigung des Lebensalters. Der Test ist etwa ab 5 Jahren einsetzbar.

Das Behandlungsziel bei einer solchen maskierten sensomotorischen Fehlsteuerung (Dyskybernese) ist grundsätzlich die Verbesserung der Wahrnehmungskodierung, wodurch eine Beeinflussung der motorischen Qualitäten überhaupt erst ermöglicht wird. Ein Therapiekonzept, das diese Regeln mißachtet, wird immer zum Scheitern verurteilt sein. Ein besonders fataler Fehler ist es, mit einem Kind gerade die motorischen und kognitiven Leistungen intensiv zu üben, die es gar nicht beherrscht oder bei denen es die größten Mängel aufweist. Es kann hierdurch nie zu einer Besserung kommen, da sich an der Wahrnehmungsverarbeitung nichts ändert und die Frustration und Verzweiflung des Kindes nur gesteigert wird. Eine wirksame Therapie muß den Zugang zum afferenten System suchen.

Die Manuelle Medizin als neurophysiologisches Behandlungsverfahren erfüllt diese Forderung, da – insbesondere mit den manipulativen, aber auch mit bestimmten Weichteiltechniken – die Adaptationsfähigkeit des sensorischen Rezeptors verbessert werden kann.

Das wichtigste Rezeptororgan, das für den Manualtherapeuten direkt von außen zugänglich ist und über das sich die eindruckvollste Änderung des Afferentmusters erzielen läßt, bilden die Kopfgelenkstrukturen wegen ihrer enorm hohen Muskelspindeldichte (bis zu 312 Muskelspindeln pro Gramm Muskel).

Bei Kindern mit sensomotorischer Integrationsstörung führt in der Tat die Behandlung der Kopfgelenke in Form der Atlastherapie nach Arlen zu einer Verbesserung des Wahrnehmungsmusters und damit auch der motorischen Qualitäten. Dieser Effekt beruht nicht auf einer schlichten Beseitigung von Kopfgelenkblockierungen, sondern offenbar wird durch die Wiederholung der Atlastherapie in bestimmten Zeitabständen nach und nach die Modulationsfähigkeit der Spindelrezeptoren und damit auch die Propriozeption verbessert. Mit der Steigerung der sensomotorischen Qualitäten geht regelmäßig auch eine Verbesserung der kognitiven Leistungsfähigkeit und des sozialen Verhaltens einher.

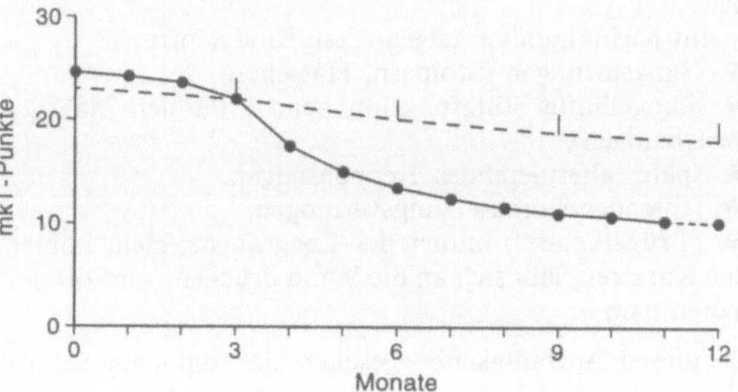

Abb. 1 Vergleich Atlastherapie mit den bislang üblichen Methoden. ——— Atlastherapie (*n* = 48), – – – Bobath/Psychomotorik und Ergotherapie (*n* = 24)

In einer retrospektiven Studie wurde die Wirkungsweise der Atlastherapie bei 48 Kindern mit sensomotorischer Dyskybernese im Alter von 5–10 Jahren untersucht und mit einer Gruppe von 24 Kindern gleichen Alters verglichen, die bei gleicher Diagnose Krankengymnastik nach Bobath erhalten hatten bzw. psychomotorisch und ergotherapeutisch behandelt worden waren, bei denen aber keine Atlastherapie durchgeführt wurde. Die Einordnung der Störung erfolgte jeweils nach dem Punktwert im (videodokumentierten) motokybernetischen Test. Beide Gruppen gehörten zur Kategorie 4.

Die Atlastherapiegruppe erreichte innerhalb der ersten 7 Monate eine durchschnittliche Besserung von über 50% des Punktwertes. Die eindruckvollste Besserung trat zwischen dem 3. und 6. Monat ein.

In der Krankengymnastik/Psychomotorikgruppe betrug die Besserung im gleichen Zeitraum dagegen nur 18% (gemessen am Ausgangspunktwert im mkT) (Abb. 1).

Mit der Atlastherapie kann in einem wesentlich kürzeren Zeitraum eine Besserung erreicht werden, als dies mit den bislang üblichen Methoden möglich ist. Dies gilt auch für das Kontrollergebnis 1 Jahr nach Behandlungsbeginn.

Kognitive Störungen und Verhaltensauffälligkeiten, die symptomatisch im Zusammenhang mit einer sensomotorischen Integrationsstörung auftreten, bessern sich unter Atlastherapie gewöhnlich im gleichen Maße wie die Bewegungsqualität und Koordination. Die Atlastherapie stellt somit einen wichtigen Fortschritt in der Behandlung der sog. „minimalen zerebralen Dysfunktion" bzw. sensomotorischen Integrationsstörung dar.

Literatur beim Verfasser

I. Seifert

Behandlung der Hüftdysplasie

Diese Arbeit wurde auf dem Workshop „Manuelle Medizin – Behandlungskonzepte bei Kindern", der vom 24.–26. November 1995 in Trier stattfand, präsentiert

Treatment of hip dysplasia

Key words Hip dysplasia

Schlüsselwörter Hüftdysplasie

Im Rahmen unserer Gemeinschaftsarbeit im Arbeitskreis „Manuelle Medizin bei Kindern" war meine Aufgabe, noch einmal zu überprüfen, ob die Hüftdysplasie manualtherapeutisch beeinflußbar ist. Uns kam es dabei nicht darauf an, die bewährte, übliche orthopädische Behandlungsmethode zu verlassen, sondern gleichwerte alternative Möglichkeiten aufzuzeigen.

Auf diese Weise wiederholte ich eine ähnliche Studie von 1981, jetzt aber unter Hinzuziehung der Sonographie und mit abgestimmten Behandlungstechniken des Arbeitskreises.

Methodik

Wir untersuchten 1152 Neugeborene am 1. bis 3. Lebenstag im Rahmen eines üblichen orthopädischen Screenings im DRK-Krankenhaus Chemnitz, wiederholten die Untersuchung bei einem Teil der Kinder in der orthopädischen Sprechstunde und behandelten gegebenenfalls.

Untersuchung

Untersuchung nach den allgemein üblichen Kriterien

Nach Erheben der Familien- und Eigenanamnese (Beckenendlagen!):

- Untersuchung der Abduktionsbehinderung
- Untersuchung der vermehrten Innenrotation
- Untersuchung der Zeichen nach Rose-Ortolani
- Untersuchung der Faltenasymmetrie
- Untersuchung der Beinlängendifferenz
- letztendlich: Sonographie der Hüftgelenke

Als „Hüftdysplasie und kontrollbedürftig" wurden 202 Hüftgelenke erfaßt mit dem Sonographiebefund 2a– und schlechter.

Untersuchung der Sakroiliakalgelenke (SIG) nach manualtherapeutischen Kriterien

- Abduktionstest nach Patrick (hier besonders das Endfederungsgefühl sowie das Ausmaß der Abduktion)
- Untersuchung in Rückenlage über das gebeugte Bein. Bei gebeugtem und adduziertem Hüftgelenk wird ein weicher repititiver Schub in Oberschenkelrichtung auf die Unterlage ausgeübt. Die dorsal liegende Zeigefingerspitze tastet die Bewegung zwischen Darm- und Kreuzbein (Abb. 1).
- Federungstest in Bauchlage (Kreuzgriff). Kontakt mit beiden Daumen an Kreuzbeinspitze und Os ileum in Höhe der Spina iliaca post sup. Dabei umfassen die Langfinger der lateral mobilisierenden Hand das Becken von ventral (Abb. 2).
- Federungsteste in Rücklage, analog der Untersuchung am Erwachsenen.

Bei 190 Hüftgelenken – mehr als 90% – bestand auch der Verdacht auf Sakroiliakalblockierung (mindestens 2 der Teste waren positiv).

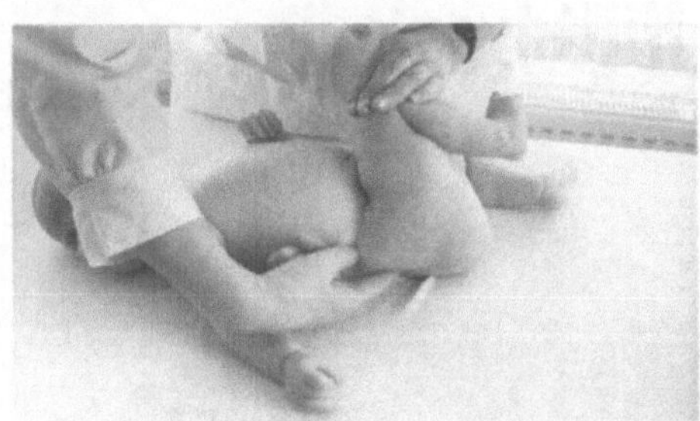

Abb. 1

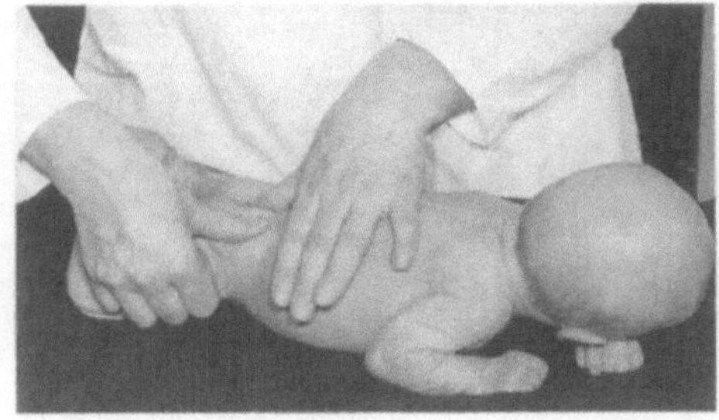

Abb. 2

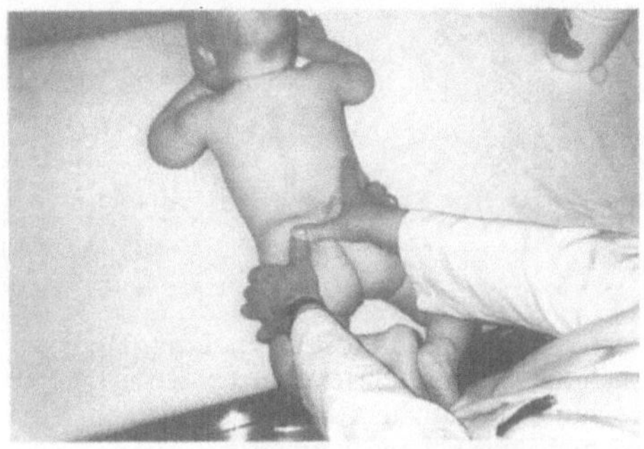

Abb. 3

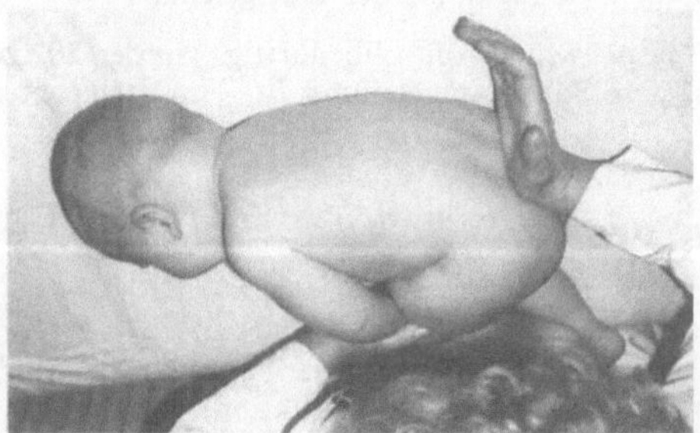

Abb. 4

Behandlung

Da selbstverständlich die alte bewährte Lagerungsbehandlung nicht verlassen werden konnte, wurden beide Gruppen in gleicher Weise wie bisher behandelt, wobei wir uns auf die Behandlung mit der Tübinger Spreizschiene beschränkten.

Alle Probanden (Kinder mit Hüftdysplasie (ein- oder doppelseitig) kombiniert mit einer Funktionseinschränkung einer oder beider Sakroiliakalgelenke) teilten wir in 2 Gruppen ein:

Gruppe 1 der Probanden. Die SIG blieben unbehandelt. Wir behandelten wie bisher mit der Tübinger Spreizschiene.

Gruppe 2 der Probanden. Wir behandelten die Hüftdysplasie mit Tübinger Spreizschiene und behandelten außerdem die gestörten SIG, indem wir uns folgender Methoden bedienten:
- Mobilisation in Bauchlage. Entweder Mobilisation im Kreuzgriff analog der Untersuchung oder mit beiden aufeinanderliegenden Daumenspitzen auf dem Os ileum in Höhe der Spina iliaca superior posterior. Die Langfinger beider Hände umfassen beide Beckenschaufeln von ventral her (Abb. 3).
- Manipulation der SIG in Seitenlage. Die 4 Extremitäten werden von ventral gehalten. Mit dem Pisiforme wird von dorsal her ein minimaler Stoß in ventral-kranialer Richtung auf das Sakrum ausgeübt (Abb. 4).

Hinzugefügt werden muß, daß im Sinne der Ganzheitsbehandlung bei einem großen Teil der Kinder Kopfgelenke und thorakolumbale Blockierungen behandelt wurden. Häufig waren die Hüftbefunde mit Schräglagedeformitäten kombiniert.

Kontrollen erfolgten nach der ersten Woche und je nach Schwere der Dysplasie in 2- und 4wöchigen Abständen. Die Behandlung galt als abgeschlossen, wenn der Sonographiebefund 1a oder 1b erreicht war. Auf eine Röntgenkontrolle wurde, bis auf Ausnahmen, verzichtet.

Ergebnisse

Das Behandlungsziel der Gruppe 2 wurde nach durchschnittlich 6 Wochen erreicht, das der Gruppe 1 nach durchschnittlich 11 Wochen.

Trotz der ermutigenden Ergebnisse habe ich nicht gewagt, ausschließlich Manualtherapie anzuwenden, bis auf 2 Ausnahmen, bei denen die Eltern ausdrücklich die Spreizschiene verweigerten und das mit Unterschrift dokumentierten. Die Beobachtungen sind noch nicht abgeschlossen.

Literatur

1. Lewit K (1992) Manuelle Medizin. Barth, Leipzig

2. Sachse, Schild (1994) Manuelle Untersuchung und Mobilisationsbehandlung der Wirbelsäule. Ullstein, Berlin

J. Meißner

Einflußnahme auf das Verhalten progredienter Skoliosen mit manuellen Techniken

Diese Arbeit wurde auf dem Workshop „Manuelle Medizin – Behandlungskonzepte bei Kindern", der vom 24.–26. November 1995 in Trier stattfand, präsentiert

The efficacy of manual medicine in progressive scoliosis

Abstract In a second study of an orthopedic practice specialising in scoliosis treatment, 50 children with documented progression of idiopathic scoliosis were treated – in additional to the usual scoliosis therapy – with manual medicine , especially atlas therapy according to Arlen. Long-term radiological follow-up showed a positive effect with improvement of the scoliosis. A categorisation of atlanto-cranial and atlanto-axial asymmetry/ displacements according to the type of scoliosis appears to be possible. The positive effect of the atlas therapy can even be supported by additional manipulations on further regions of the spine. If manual medicine employed in time, adhering to established standards, it may improve the idiopathic scoliosis in nearly every case, so that braces can be avoided. This can provide new impulses in the pathogenesis of scoliosis as well as in its therapy.

Key words Progressive idiopathic scoliosis · Manual therapy with standard techniques · Atlanto-cranial and atlanto-axial asymmetry according to type of scoliosis · Influence on progression of scoliosis

Zusammenfassung In einer 2. prospektiven Studie einer auf Skoliosebehandlungen ausgerichteten orthopädischen Praxis werden 50 Kinder und Jugendliche mit nachgewiesener progredienter idiopathischer Skoliose ergänzend zu der gängigen Skoliosebehandlung mit manualmedizinischer Medizin (schwerpunktmäßig Atlastherapie nach Arlen) behandelt. Über langjährige röntgenologische dokumentierte Verlaufskontrollen kann gezeigt werden, daß sich das Skolioseverfahren positiv beeinflussen läßt. Eine Korrelation zwischen Skoliosetyp und Kopfgelenkpositionierung scheint zu bestehen. Der positive Effekt der manuellen Kopfgelenkbehandlung ad modum Arlen kann noch unterstützt werden durch weitere manuelle Eingriffe an der Wirbelsäule, insbesondere am lumbosakralen Übergang. Bei rechtzeitigem Einsatz der Manuellen Medizin nach festgelegten Standards kann bei den so problematischen progredienten Skoliosen fast immer die Korsettbehandlung vermieden werden – ein unschätzbarer Vorteil eines Skolioseschicksals. Ätiopathogenese und Therapie der Skoliose erfahren neue Impulse.

Schlüsselwörter Idiopathische progrediente Skoliose · Manuelle Medizin mit standardisierten Techniken · Skoliosetyp und Kopfgelenkpositionierung

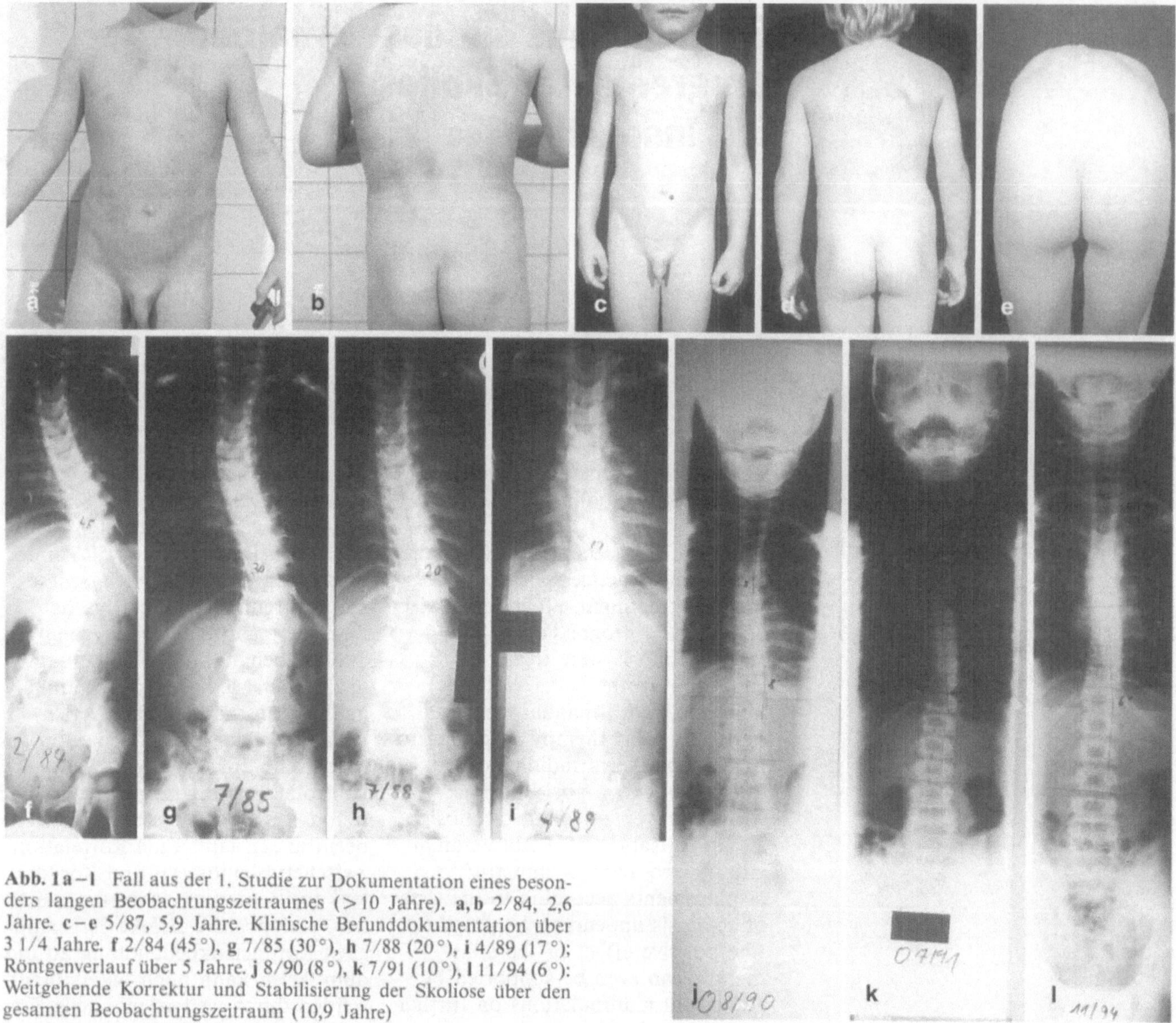

Abb. 1a–l Fall aus der 1. Studie zur Dokumentation eines besonders langen Beobachtungszeitraumes (>10 Jahre). **a,b** 2/84, 2,6 Jahre. **c–e** 5/87, 5,9 Jahre. Klinische Befunddokumentation über 3 1/4 Jahre. **f** 2/84 (45°), **g** 7/85 (30°), **h** 7/88 (20°), **i** 4/89 (17°); Röntgenverlauf über 5 Jahre. **j** 8/90 (8°), **k** 7/91 (10°), **l** 11/94 (6°): Weitgehende Korrektur und Stabilisierung der Skoliose über den gesamten Beobachtungszeitraum (10,9 Jahre)

In einer 2. prospektiven Praxisstudie wurden 50 kindliche und juvenile Skoliosen in ihrem Verlauf dokumentiert. In die Studie wurden nur solche Skoliosen aufgenommen, die trotz schon veranlaßter Krankengymnastik ein definiertes Progredienzverhalten aufwiesen (Zunahme einer oder mehrerer Krümmungen um mindestens 5° in einem Zeitraum von längstens 1/2 Jahr), oder die schon so fortgeschritten waren oder eine so ungünstige Situation boten, daß eine sofortige manualtherapeutische Intervention geboten schien, entsprechend den Erfahrungen aus der ersten Studie mit 38 Krümmungen. Das Verhalten der Skolioseentwicklung wurde anhand von halbjährlichen Röntgenkontrollen unter standardisierten Bedingungen dokumentiert (Wirbelsäulenganzaufnahmen im Stehen aus 2 m Entfernung, Röntgendiagnostik der HWS und der Kopfgelenke zur Stellungsdiagnostik, wie Arlen sie beschreibt [1]).

In der 1. Studie (Abb. 1) waren bewußt nur die Kopfgelenke nach der Atlasreflextherapie ad modum Arlen behandelt worden, um eine erste Aussage über die Effektivität der Atlastherapie bei Skoliosen zu ermitteln und belegen zu können [16].

Bei der jetzigen Studie wurden fakultativ zusätzlich manualtherapeutisch die Wirbelsäulenabschnitte, die Funktionsstörungen aufwiesen, insbesondere sog. Schlüsselregionen der Wirbelsäule wie Kreuzdarmbeingelenke, lumbosakraler Übergang, Brustwirbelsäule und thorakolumbaler Übergang behandelt. Diese Vorgehensweise war im Arbeitskreis Manualtherapie bei Kindern erarbeitet worden [12 – 14].

Die manualtherapeutische Behandlung erfolgte bei Indikationsstellung zu Beginn einmal wöchentlich und wurde, wenn immer möglich, so beibehalten bis zur nächsten Röntgenkontrolle, regelhaft also 1/2 Jahr. Je nach Röntgenbefund, muskulärer, segmentaler und metamerer Situation wurde danach individuell die Frequenz der weiteren manuellen Therapie festgelegt. Parallel war immer eine begleitende krankengymnastische Übungsbehandlung gewährleistet [11, 18].

Es war festzustellen, wie sich im Verlauf der manuellen Therapie nicht nur der muskuläre Zustand änderte, wie z. B. anfangs hochgradige muskuläre Hypertonien, muskuläre Tonusasymmetrien und Dysbalancen, sondern auch vegetative, sensorische und motorische mitverschaltete Begleitsymptome, wie sie bei der Einzelfallbeschreibung noch aufgeführt werden [12, 14].

Diese Symptomveränderungen waren besonders eindrucksvoll unmittelbar nach Atlasimpulsgebung. Hierbei unterschieden sich die Reaktionen bei den Patienten jedoch z. T. erheblich.

Es gab Patienten und Behandlungsphasen, bei denen ein sehr günstiges Ansprechen sofort nach der Behandlung zu verzeichnen war, und wiederum Verläufe und Phasen der Behandlung, bei denen der Behandlungseffekt eher mäßig oder schwach zu interpretieren war.

Dieses veränderte Ansprechen korrelierte häufig mit Phasen der beschleunigten pubertären Wachstumsentwicklung oder Phasen ungünstiger körperlicher Verfassung wie Krankheit, Infekte, schulischer oder familiärer Streß, sowie nervöser Begleitsymptome.

Die individuellen Verläufe lassen sich anhand der Abb. 2 – 52 nachvollziehen.

Der *senkrechte Pfeil von oben* markiert den Behandlungsbeginn der Manualtherapie, der *senkrechte Pfeil nach oben* signalisiert das Absetzen oder Aussetzen der manuellen Maßnahmen.

Auswertungsergebnisse

Bei den 50 erfaßten Skoliosekindern und Jugendlichen waren 38 Mädchen und 12 Jungen. Das Alter bei Behandlungsbeginn der Skoliose lag zwischen 4,1 und 16,2 Jahren (im Schnitt bei 8,3) Jahren. Der Beginn der Atlastherapie und Manualtherapie schwankte so sehr, daß nur sehr individuell vom jeweiligen Krankheitszustand und Skolioseverlauf ein Rückschluß auf den Einsatz der manuellen Intervention möglich ist und oft Jahre zwischen der eingeleiteten Primärbehandlung und der späteren manuellen Therapie liegen.

Der Schwerpunkt des Einsatzes der manuellen Intervention lag aber zwischen dem 9. und 11. Lebensjahr, also in der Phase des verstärkten pubertären Wachstums. Ein

röntgenologisch meßbarer echter Beckenschiefstand bestand bei immerhin 20 Patienten und wurde je nach Erfordernis – da nicht immer gleichbleibend – mit Schuh-/Absatzerhöhungen ausgeglichen [11].

Die Skoliosetypen setzen sich zusammen aus 19 einbogigen und 31 doppelbogigen Verkrümmungen, wobei bei den einbogigen die thorakolumbalen linkskonvexen Krümmungen dominierten mit 11 Fällen (58%). Linkskonvexe lumbale Krümmungen waren bei den einbogigen Skoliosen 4mal vertreten (21%) und thorakal linkskonvexe sowie thorakal rechtskonvexe Krümmungen mit je 2 Fällen.

Bei den besonders problematischen 31 doppelbogigen Krümmungen waren die kombiniert lumbal linkskonvexen und thorakal rechtskonvexen Verbiegungen 21mal vertreten, also zu etwa 2/3 der Fälle, was anderen statistischen Skoliosezuordnungen entspricht; 9 Fälle zeigten ein kontroverses Verhalten lumbal rechtskonvex und thorakal linkskonvex [15].

Lediglich 1 Fall wies eine lumbosakrale kurzbogige Abknickung rechtskonvex auf mit lumbal linkskonvexer Gegenkrümmung.

Ganz neue Aspekte ergaben sich in der Zuordnung der Skoliosekrümmung zu der Kopfgelenkposition [1, 8], wobei dies nicht im einzelnen aufgeführt wird, da die Zuordnung zu den Skoliosetypen und der Kopfgelenkpositionierung äußerst verwirrend ist. Es kann aber insgesamt ein Stellungstrend nachgewiesen werden, sowohl bei den einbogigen als auch bei den doppelbogigen Skoliosen.

Häufiger als im üblichen Patientengut besteht eine Rotationsstellung von C2 gleichzeitig mit einer atlantookzipitalen Asymmetrie. Die Rechtslateralität des Atlas ist auffällig häufig bei den rechtskonvex lumbal und linkskonvex thorakalen doppelbogigen Skoliosen anzutreffen.

Hierbei ergeben sich z. B. Zuordnungen von 45% für diesen Skoliosetyp, wobei bei dem gegenläufigen Skoliosetyp die Rechtslateralität nur mit 4,8% vertreten ist.

Wenngleich jede Skoliose ihre eigene Charakteristik bietet in bezug auf dreidimensionale Fehlstatik, Scheitelpunkte, Krümmungsstrecke, Rotationsindex, Risser-Zeichen, Cobb-Winkel, Kombination mit einer Vielzahl anderer klinischer Symptome, kann doch festgestellt werden, daß ein gewisses Grundprinzip in bezug zum Krümmungsverhalten und zur Kopfgelenkpositionierung vorzuliegen scheint.

Um den Einfluß der manuellen Verfahren auf das Skolioseverhalten erfaßbar zu machen, wurden zunächst die ersten 6 Monate der manuellen Therapie ausgewertet.

Es wurden dabei 77 Krümmungen erfaßt bei 27 doppelbogigen und 23 einbogigen Skoliosen. Von diesen 77 Krümmungen verbesserten sich 68 Krümmungen – das sind 88% – im genannten halbjährlichen Zeitraum, 2 blieben innerhalb dieses Halbjahres unverändert, besserten sich aber im weiteren Behandlungsverlauf.

7 Verbiegungen zeigten zunächst eine Verschlechterung; 4 von diesen Fällen zeigten aber später eine noch

eintretende Verbesserung, so daß nur 3 Krümmungen weiter progredient verliefen. Somit ergab sich ein positiver Effekt auf einen längeren Zeitraum bezogen, sogar in 96% der Fälle.

Im Durchschnitt lag die Verbesserung des Cobb-Winkels innerhalb des ersten halbjährlichen Behandlungszeitraumes bei fast 5°, (4,9°). Das entspricht auch dem Ergebnis der 1. Studie bei 38 Krümmungen [16].

15 Krümmungen konnten innerhalb des ersten halben Jahres mit der Manualtherapie um 10° und mehr gebessert werden, in 1 Fall sogar um 22°. Eine Korsettbehandlung aufgrund der Skolioseprogredienz war bis auf einen Ausnahmefall in keinem der übrigen 50 Fälle erforderlich, wobei allerdings noch nicht alle Skoliosen als endgültig ausbehandelt angesehen werden können (Wachstumsabschluß noch nicht erreicht).

Auswertung

Bei 50 kontrollierten Skolioseverläufen kindlicher und jugendlicher einbogiger und doppelbogiger Skoliosen kann festgestellt werden, daß mit alleiniger Krankengymnastik sowie Korrektur von Beinlängendifferenzen eine Progredienz ab einem gewissen Umschlagspunkt nicht mehr zu verhindern ist [15, 18, 20].

Die Neuroplastizität und ihre Folgen machen das System mit der Zeit unfähig, ursprünglich nur als Funktionsstörung vorhandene Fehlsteuerung zu kompensieren. Aus der Dysfunktion wird die irreversible morphologische Läsion [2, 4, 7, 17].

Werden aber dann zusätzlich manuelle Verfahren eingesetzt — insbesondere Kopfgelenkbehandlung nach Arlen — läßt sich jedoch wiederum ein positiver Einfluß auf das progrediente Skolioseverhalten erzielen [21].

Atlastherapie beschäftigt sich primär nicht mit Funktionsstörungen der Kopfgelenke, sondern trachtet danach, die Steuerungsmechanismen des Tonus, des motorischen und des vegetativen Systems zu nutzen [7, 10, 14, 19]. Die Atlastherapie scheint über die zentrale Metamermodulation neue Elemente in die Steuerung der spinalen Reflexebene einzubringen [5].

Bei der idiopathischen Skoliose kann gelten, daß häufiger als im übrigen Patienten- und Krankengut nicht nur eine Symmetriestörung im atlantookzipitalen Gelenksystem vorliegt, sondern auch eine Relationsstörung von C2. Die tiefen, kurzen Nackenmuskeln C1 und C2 sind nahezu gänzlich tonisch in ihrer Funktion und deshalb weniger als bewegende Muskeln, sondern als hochsensible Sinnesorgane anzusehen [9a]. Diese Rezeptoreneigenschaft und Verschaltung mit den Steuerungszentren des ZNS macht man sich bei der manuellen Intervention zunutze [5, 17].

Bei der manuellen Impulsgebung bedarf es gerade bei den Kindern einer sehr ausgefeilten Technik, die sehr viel Erfahrung voraussetzt hinsichtlich Impulsrichtung, Impulsgeschwindigkeit und Impulsstärke [3, 6].

Die Impulsrichtung ergibt sich aus der unabdingbar erforderlichen Röntgenanalyse des Kopfgelenksystems [1, 9]. 1–5 Impulse sind nötig, nach denen es jeweils stufenweise und sofort zu einer durch die Grunderkrankung limitierten Tonusnormalisierung im muskulären und vegetativen System kommt.

Die repititive Manualtherapie bewirkt keine Hypermobilität und ist für die kindgerechte manuellen Behandlung notwendig, um die Hirnengramme zu ändern [6, 14].

Die Dauer der Behandlung und Behandlungsfrequenz richten sich nach der Gesamtsituation, sollte regelhaft im ersten Behandlungshalbjahr einmal wöchentlich stattfinden und kann danach meist individuell festgelegt werden, wobei besonders auf Zeiten beschleunigten Wachstums oder anderweitige Störfaktoren geachtet werden muß.

Im Gesamtkonzept der Skoliosebehandlung ergeben sich somit neue Gesichtspunkte, Erkenntnisse und therapeutische Ansatzmöglichkeiten. Für die Skoliosepatienten ergibt sich der unschätzbare Vorteil, ein Korsett oder gar eine operative Intervention fast immer vermeiden zu können (Abb. 53).

Weitere kontrollierte Studien und eine breitere Anwendung dieser manualmedizinischen Methode bei Skolioseerkrankung sind wünschenswert.

Kasuistik

Wegen der eingangs schon erwähnten Vielgestaltigkeit der Skoliosetypen und Begleiterscheinungen ist es sinnvoll und erforderlich, diese Besonderheiten aufzuführen und auch zur Diskussion zu stellen hinsichtlich Wertung wichtiger oder zu vernachlässigender Gefährdungsmerkmale.

Abb. 2 Fall 1. A. M. *10. 11. 1983, männlich (m). Ein „typischer Verlauf". Der Behandlungsbeginn lag bei 6,7 Jahren, mit 9 Jahren einsetzender Wachstumsschub und Skolioseprogredienz, damit Indikation zur Atlastherapie/Manualtherapie. Die thorakale Hauptkrümmung besserte sich hier innerhalb eines halben Jahres um immerhin 12°

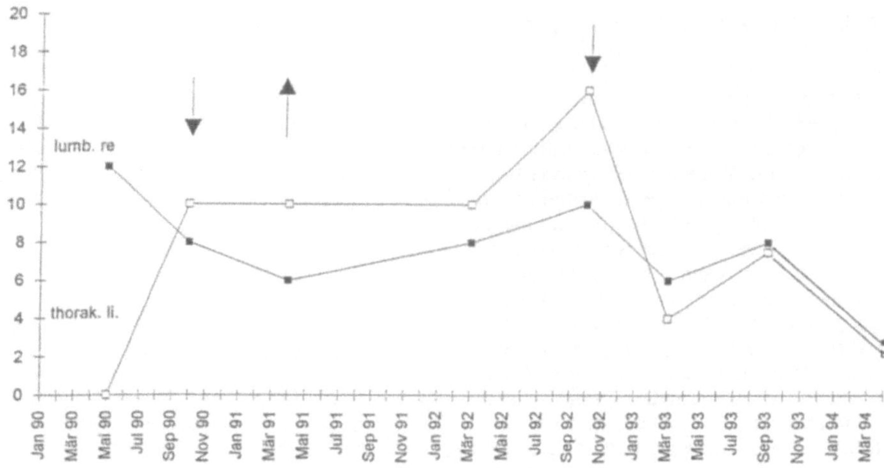

Abb. 3 Fall 2. A. H. *22. 11. 1976, männlich (m). Zunächst gutes Ansprechen auf Krankengymnastik, dann aber mit 12 Jahren wieder einsetzende Progredienz trotz Beibehalten der Krankengymnastik, so daß mit knapp 13 Jahren die Manualtherapie zum Einsatz kam. Die Wirbelsäule ist mittlerweile völlig begradigt, der Junge ausgewachsen

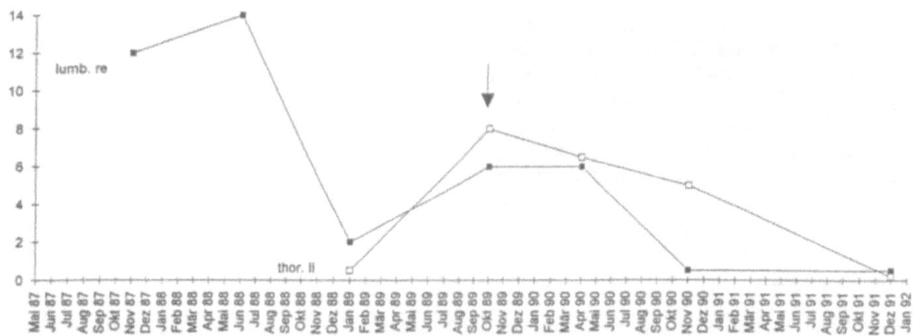

Abb. 4 Fall 3. A. C. *7. 9. 1979, weiblich (w). Primär gutes Ansprechen auf Atlastherapie. Mit 12 Jahren und mit einsetzender pubertärer Wachstumsentwicklung wird aus der zunächst einbogigen Skoliose eine doppelbogige, rasch progrediente Skoliose. Die Eltern sind stark verunsichert und werden anderweitig auf die Notwendigkeit einer Korsettversorgung hingewiesen, wobei diese zunächst halbherzig, später dann aber konsequent durchgeführt wird, weil man dieser Methode mehr Vertrauen schenkt. Die Manualtherapie wird zwischenzeitlich nur sehr unregelmäßig durchgeführt. Das Progredienzverhalten trotz Korsetts ist dokumentiert (Abb. 54)

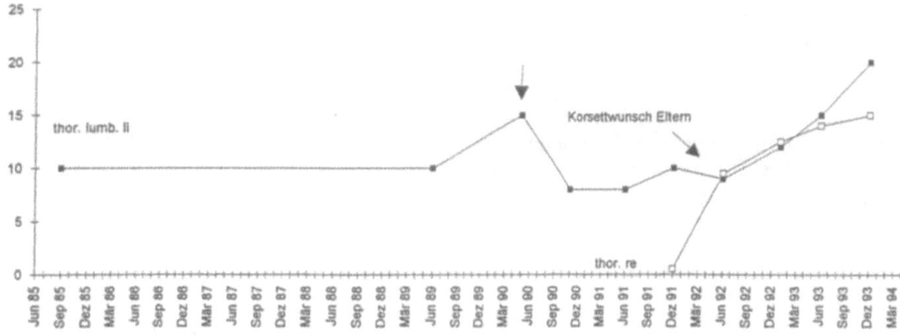

Abb. 5 Fall 4. B. M. *18.11.1980, männlich (m). Der jetzt 13 1/2jährige Knabe
steht bereits seit seinem 4. Lebensjahrzehnt in meiner orthopädischen Behandlung, eine frühzeitige Orthesenbehandlung
und regelmäßige Krankengymnastik waren
damals in die Wege geleitet worden und
zeigten auch hervorragende Korrekturwir-
kung, so daß die Orthesenbehandlung bis
September 1987 beendet werden konnte.
Dann aber im Alter von 7–8 Jahren sehr
rasches Progredienzverhalten mit Entstehung einer jetzt doppelbogigen Skoliose
(Abb. 55). Bei Registrierung dieses sehr raschen Progredienzverhaltens Einsatz der
Manualtherapie, damals alleinige Atlastherapie ab März 1989. Die vorgezogene
Röntgenkontrolle zeigte bereits nach 3mo-
natiger regelmäßiger Atlastherapie eine
nahezu vollständige Begradigung. Eine erneute Orthesenbehandlung war somit
nicht mehr erforderlich. Die manuelle
Therapie wurde danach in kürzeren, in
letzter Zeit aber auch in längeren Abständen beibehalten. Aus der zwischenzeitlich
doppelbogigen Skoliose ist wieder eine
einbogige Skoliose geworden, die sich
nach zwischenzeitlichem erneutem Progredienzverhalten nun wieder deutlich stabilisiert hat. Bei der jetzigen Alterssituation
und Konstitution ist mit einer nochmali-
gen Progredienz nicht mehr zu rechnen

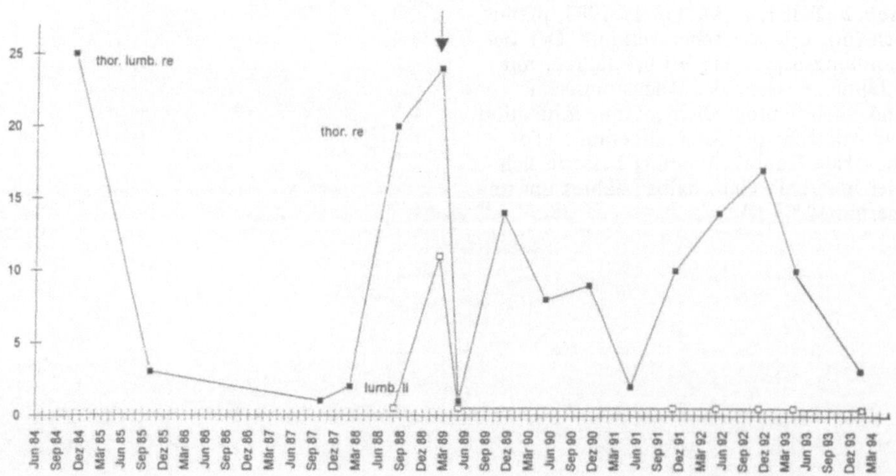

Abb. 6 Fall 5. B. A. *9.11.1979, weiblich
(w). Ein etwas schwer zu interpretierender
Fall. Im Alter von 10 Jahren Beginn der
manuellen Therapie, dann aber pubertärer
Wachstumsschub mit Entwicklung eines
Morbus Scheuermann, der so ausgeprägt
war, daß deswegen eine Korsettbehandlung erforderlich wurde. Bei Beibehaltung
der manuellen Intervention konnten dann
sowohl Skoliose, als auch M. Scheuermann so günstig beeinflußt werden, so
daß jetzt mit 14 1/2 Jahren bereits die
weitgehende Abschulung vom Korsett
möglich ist

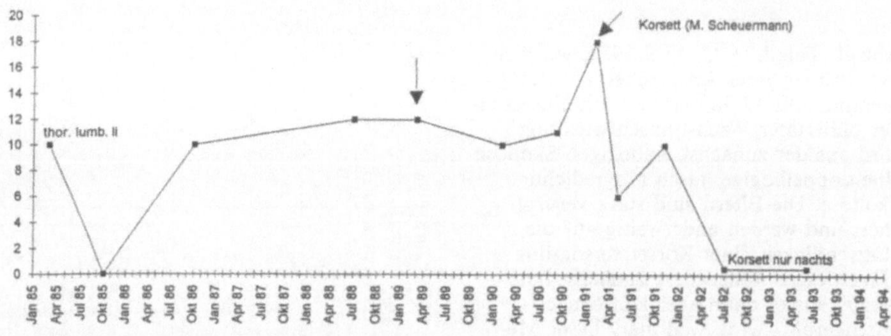

Abb. 7 Fall 6. B. M. *20.8.1975, männlich (m). Wegen der Skolioseentwicklung
eigentlich keine Indikation zur manuellen
Therapie. Diese wurde wegen Schmerz-
symptomen eingeleitet. Hiermit konnten
nicht nur die Beschwerden, sondern auch
die geringe Skoliose positiv beeinflußt
werden

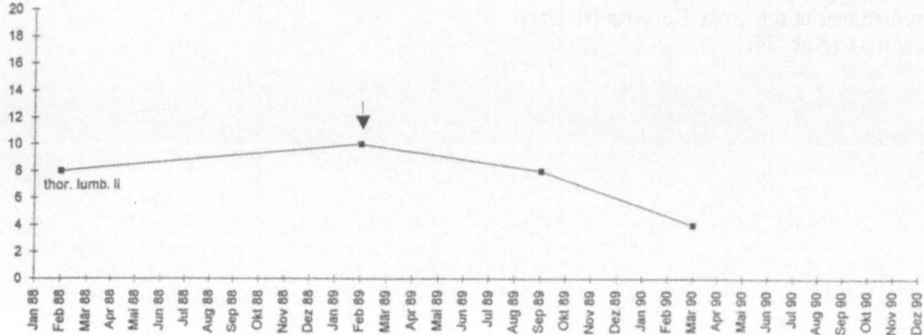

Abb. 8 Fall 7. B. I. *6. 3. 1981, weiblich (w). Ein interessanter Verlauf insofern, daß der Ersteinsatz der Manualtherapie (Atlastherapie) im Oktober 1988 ein so gutes Ansprechen zeigte, daß bis Februar die Skoliose vollständig begradigt erschien. Daraufhin Absetzen der manuellen Therapie. Beibehalten der Krankengymnastik. Erneutes Progredienzverhalten bis Oktober 1990. Abermaliger Einsatz manualtherapeutischer Maßnahmen, abermalige Verbesserung über das nächste halbe Jahr. Danach erfolgte keine Wiedervorstellung mehr

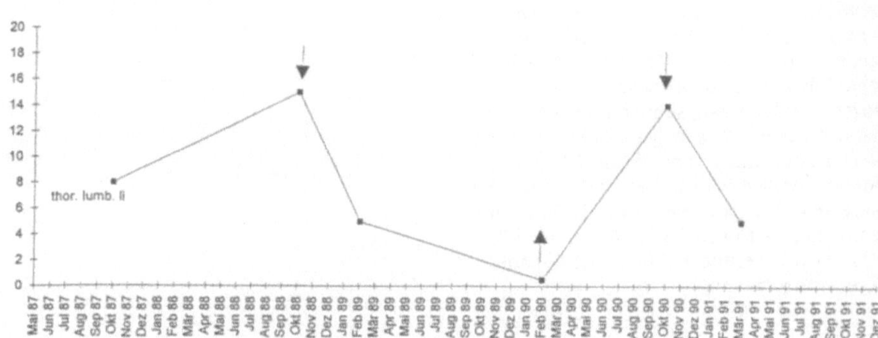

Abb. 9 Fall 8. B. C. *24. 4. 1978, weiblich (w). Das Entstehen einer doppelbogigen Skoliose im Alter von 10 1/2 Jahren ist hier sehr beeindruckend nachzuvollziehen, ebenso das sehr gute Ansprechen auf manuelle Therapie bis Mai 1991. Trotz Beendens der manuellen Maßnahmen keine erneute Progredienz. Das Mädchen ist mittlerweile 16 Jahre alt und so gut stabilisiert, daß auf weitere Röntgenkontrollen verzichtet wurde

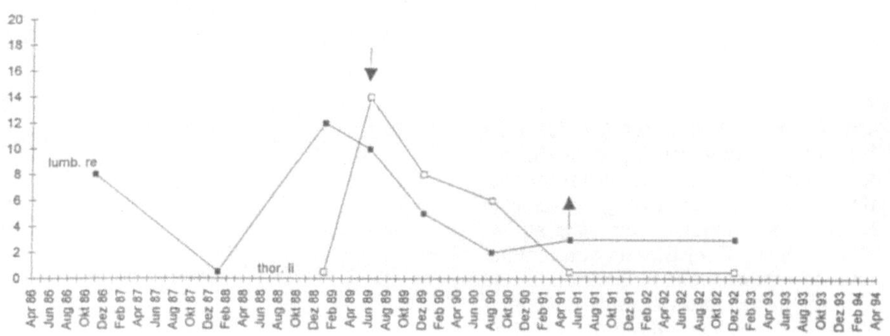

Abb. 10 Fall 9. B. E.-M. *15. 4. 1981, weiblich (w). Hier konnte eine doppelbogige Skoliose in eine einbogige Skoliose überführt werden. Diese konnte bei einem zwischenzeitlichen Progredienzverhalten wiederum normalisiert werden. Bei dem Mädchen liegt eine Wachstums- und Reifungsakzeleration vor, so daß mit einem verfrühten Wachstumsabschluß zu rechnen ist

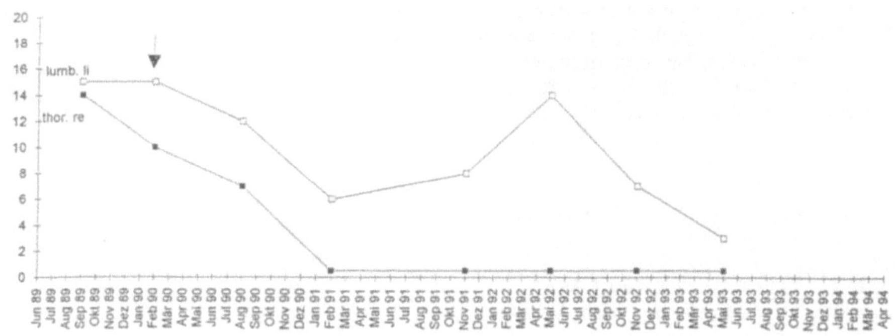

Abb. 11 Fall 10. B. N. *31. 5. 1977, weiblich (w). Dieser Fall wurde schon im Text erwähnt als „Ausreißer"

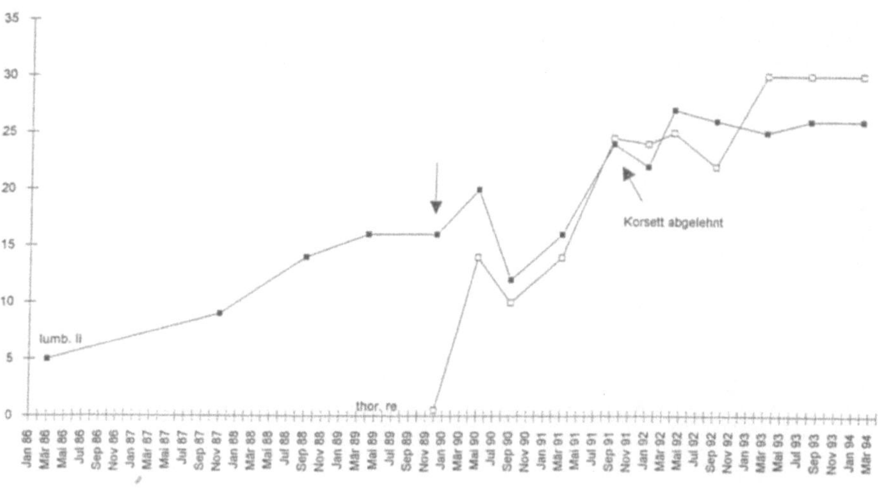

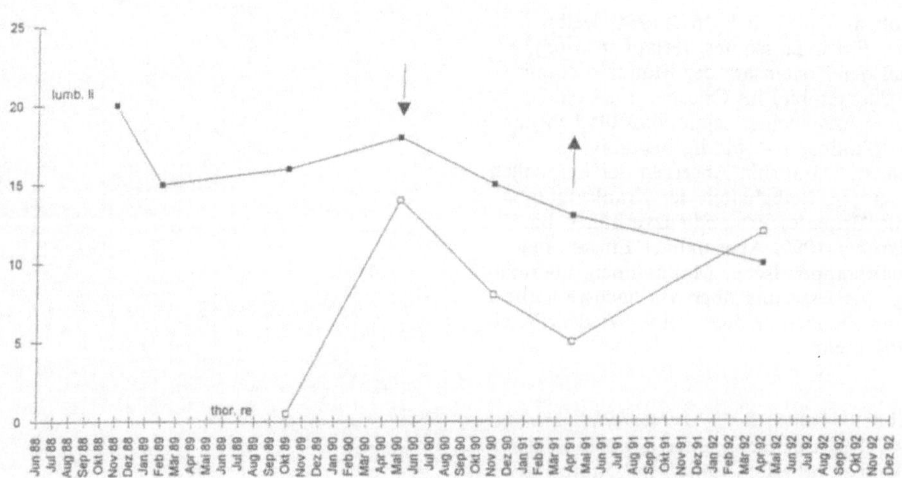

Abb. 12 Fall 11. B. F. *1.8.1974. Der Behandlungsbeginn lag erst im Alter von 14,3 Jahren, wobei hier auch eine erhebliche Scheuermann-Erkrankung im thorakolumbalen Übergangsbereich gegeben war. Des weiteren Coxa valga rechts und Beinverkürzung links von 1,5 cm. (Beinlängenangleichung gewährleistet). Günstiges Ansprechen der Skoliose (beide Krümmungen). Letzte Kontrolle im Alter von 17,8 Jahren mit verbliebenem befriedigenden Korrekturergebnis

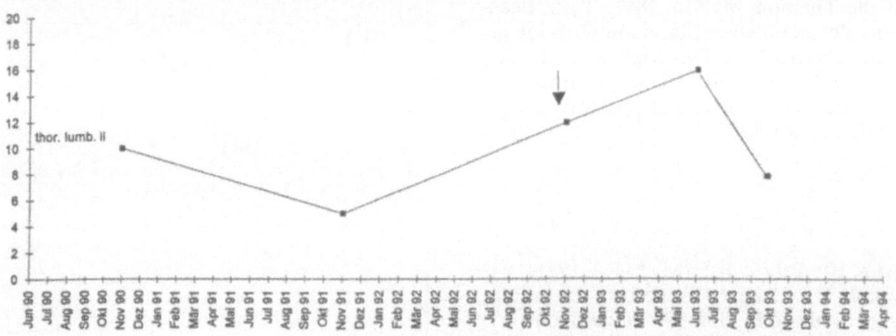

Abb. 13 Fall 12. B. J. *14.6.1983, männlich (m). Im Alter von 2 Jahren zog sich der Junge eine Oberschenkelfraktur zu, die zu einer Beinverkürzung von zunächst 22 mm, später dann Reduzierung auf 17 mm führte. Zum Einsatz von manuellen Maßnahmen kam es insbesondere wegen erheblicher muskulärer Verspannungen und Hartspannbildung des Errector trunci mit Dorsolumbalgien. Mit den manuellen Methoden konnte eine wesentliche muskuläre Detonisierung erzielt werden. Ein FBA von anfänglich 12 cm konnte auf 0 cm innerhalb von wenigen Monaten reduziert und auch gehalten werden. Die Skoliose sprach erst verzögert an. Im Oktober 1993 war aus einer 16°Skoliose eine nur 8°Skoliose geworden. Der günstige muskuläre Zustand hält an. Beschwerden werden schon lange nicht mehr geklagt

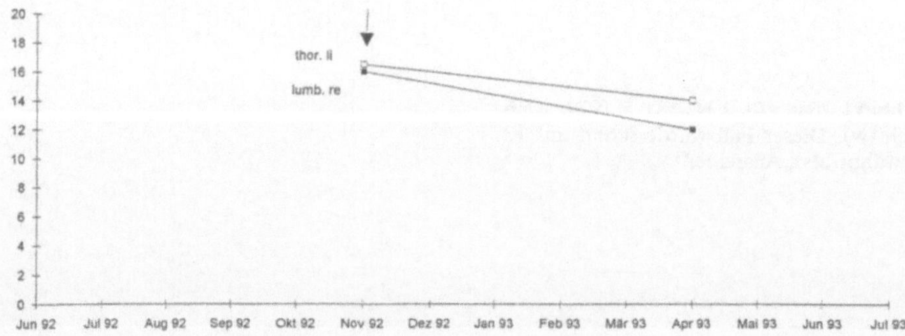

Abb. 14 Fall 13. F. P.-S. *30.4.1978, weiblich (w). Hier standen mehr Rückenbeschwerden bei Behandlungsbeginn mit 14 Jahren im Vordergrund. Nach einem halben Jahr war dann nicht nur die Beschwerdesymptomatik behoben, sondern es zeigte sich auch in diesem Alter eine weitere Skoliosekorrektur

Abb. 15 Fall 14. F.R. *24.2.1974, weiblich (w). Ein „später Skoliosefall". Die Behandlung setzte erst im Alter von 15 Jahren ein (manuelle Intervention) und konnte bis zum Behandlungsende von 17 Jahren verfolgt werden. Auch hierbei besteht noch durchaus eine Einflußmöglichkeit auf die Skoliose

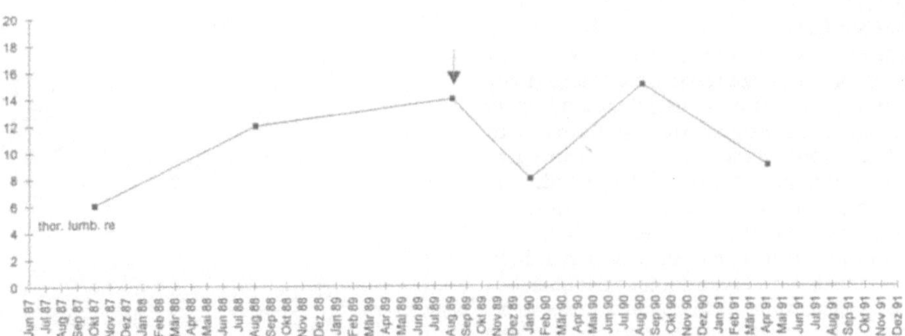

Abb. 16 Fall 15. F.D. *18.1.1976. Mit Einsatz manueller Therapie kontinuierlich günstige Entwicklung

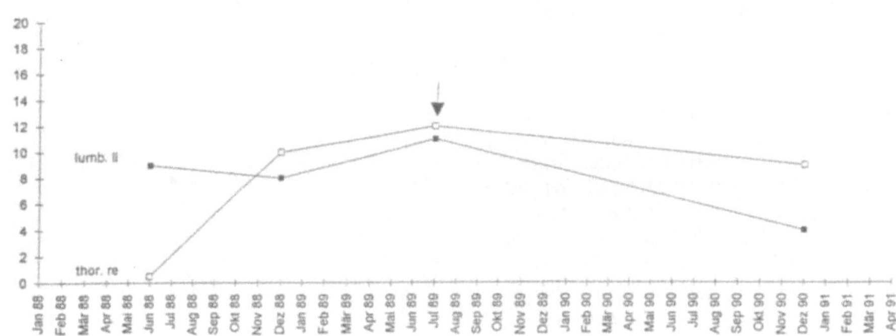

Abb. 17 Fall 16. F.A. *27.3.1980, weiblich (w). Eine recht zackelige Kurve. Bei dem Mädchen war schon eine Säuglingsskoliose behandelt und „geheilt" worden. Im Alter von 8 Jahren aber dann rasch progrediente doppelbogige Skoliose, die sich beeindruckend gut beeinflussen ließ mit Einsatz der Atlasreflextherapie. Wegen des guten Ansprechens Absetzen der Maßnahmen, erneutes Progredienzverhalten, erneuter Einsatz der manuellen Maßnahmen, wiederum vollständige Begradigung bis Juni 1990. Stabiler Verlauf über 1 1/2 Jahre. Mit Einsetzen der pubertären Wachstumsentwicklung aber erneute Progredienz, so daß wiederum 1/2 Jahr manuelle Therapie angeboten wurde. Das letzte halbe Jahr wieder Behandlung nur mit Gymnastik, erneute Progredienz (Abb. 56)

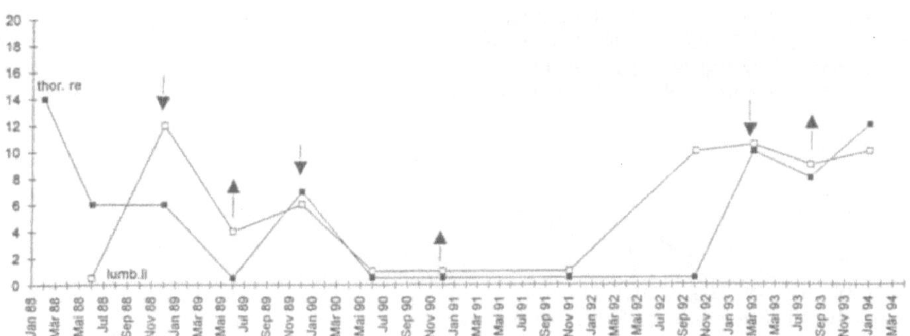

Abb. 18 Fall 17. G. R. *8. 2. 1979. Behandlungsbeginn mit 10,11 Jahren. Wegen der erheblichen muskulären Funktionsstörung und Bewegungseinschränkung (FBA anfangs 20 cm) und zusätzlich kinderneurologisch bestätigter MCD mit tonischem Muster (das Mädchen war 7 Wochen zu früh geboren und wog 1200 g) wurde unmittelbar nach Erstvorstellung manuell behandelt. Hiernach besserte sich das muskuläre Verhalten nur sehr allmählich. Die muskuläre Hypertonie war äußerst therapieresistent, schließlich konnte aber doch eine muskuläre Detonisierung durch regelmäßige manuelle Intervention erzielt werden. Der FBA verringerte sich auf 9 cm. Die Eltern bestätigten auch die Verringerung der schulischen Probleme. Die Skolioseentwicklung ist als untypisch zu bezeichnen. Mit zunehmender muskulärer Detonisierung schließlich Tendenz auch zur Begradigung. Die Tendenz hält an, die muskuläre Funktion hat sich insgesamt so günstig entwickelt, daß hier ein Auslaßversuch vertreten werden kann

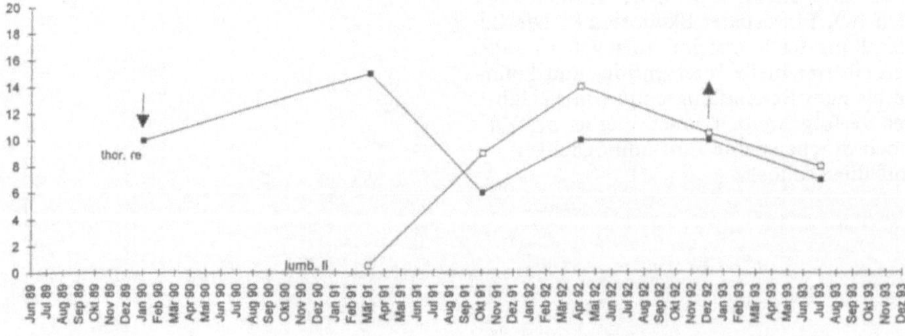

Abb. 19 Fall 18. Gr. S., C. *9. 7. 1976, weiblich (w). Hier war als Besonderheit eine Rotationsstellung der gesamten HWS nach links gegeben, während C2 nach rechts rotiert war. Der Atlas stand in linkslateraler Position. Behandlungsbeginn mit manuellen Maßnahmen im Alter von 13 Jahren, insgesamt weniger günstiges Ansprechen. Zervikale Störfaktoren zu komplex?

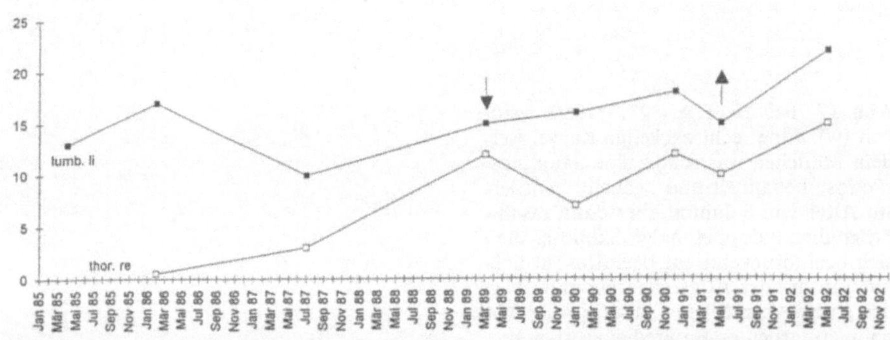

Abb. 20 Fall 19. H. C. *31. 12. 1974, weiblich (w). Ein typischer Fall einer doppelbogigen rasch progredienten Skoliose mit sehr gutem Ansprechen auf die manuelle Intervention. Später gesellte sich noch eine Scheuermann-Erkrankung hinzu, die bei einem Kyphosewinkel von 66° auch eine Korsettversorgung erforderlich machte. Mittlerweile günstiges Endergebnis erreicht (18 Jahre)

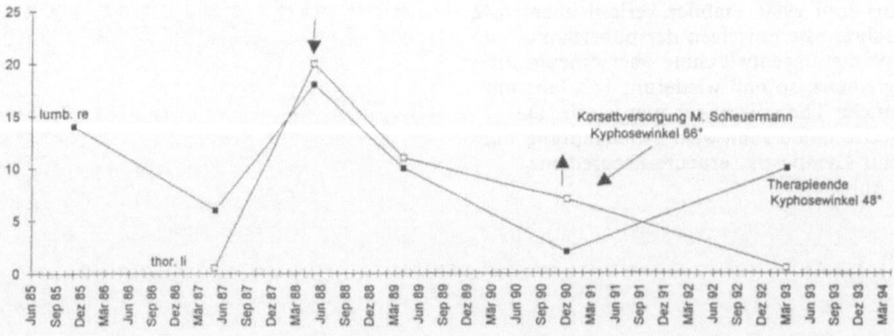

Abb. 21 Fall 20. H.M. *2.6.1984. Ein von der Gesamtsituation und Konstitution sehr ungünstiger Fall bei sehr ungünstiger muskulärer Ausgangssituation und einem Skoliosewinkel von lumbal links 26° im Alter von erst 6,1 Jahren. Funktionsstörung im BWS und l.s.-Bereich. Eine Situation, in der von allen Seiten zur Korsettbehandlung gedrängt wurde und hier auch ganz außer Frage die Indikation zur Korsettversorgung bei Behandlungsbeginn gegeben war. Wegen aber der so offensichtlich zusätzlich bestehenden Kopfgelenksymmetriestörungen (C1 li lat, C2 li rot) und den Erfahrungen aus ähnlich gelagerten Fällen, wurde die Korsettversorgung dann aber doch aufgeschoben. Bei der nächsten Röntgenkontrolle war dann eine erfreuliche Korrektur der lumbalen Krümmung um 9° auf nunmehr nur noch 17° registrierbar, so daß die absolute Orthesenindikation bereits nicht mehr gegeben war und gezeigt werden konnte, daß auch Skoliosen von über 20° noch gut auf manuelle Methoden ansprechen. Man konnte bisher über 2 Jahre Zeit gewinnen, während der nicht nur dem Mädchen eine Korsettbehandlung erspart werden konnte, sondern auch eine Stabilisierung im akzeptablen Krümmungsbereich festzustellen ist (Abb. 57). In diesem Fall ist auch eine besondere Problematik aufgrund der langen Anfahrtswege gegeben, so daß die Behandlungsintervalle oft mehr als eine Woche betragen, so daß die Voraussetzungen nicht ideal sind. Insgesamt hat sich aber die muskuläre Situation gebessert und stabilisiert. Die Funktionsstörungen im BWS- und ISG-Bereich sind weniger ausgeprägt. Der FBA hat sich auf 5 cm verringert. Eine gewisse Problematik stellt allerdings das Durchführen des häuslichen Übungsprogrammes dar

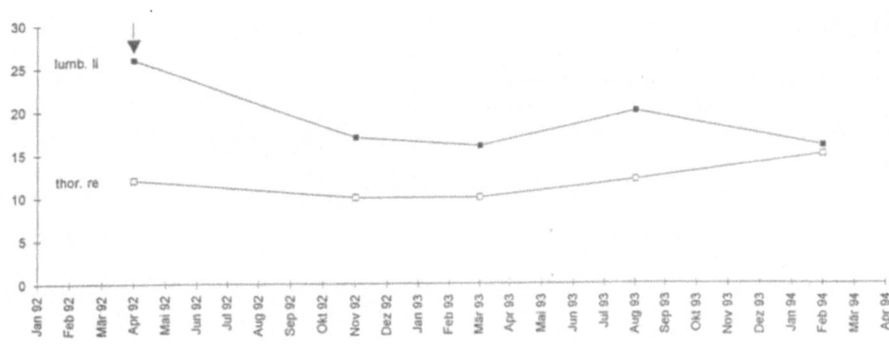

Abb. 22 Fall 21. H.V. *14.10.1977, weiblich (w). Ein sehr gezackter Kurvenverlauf, der über 10 Jahre dokumentiert, wie schwankend das Skolioseverhalten sein kann

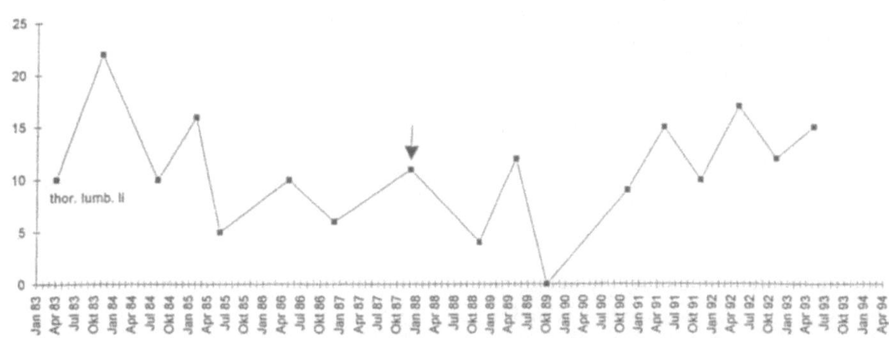

Abb. 23 Fall 22. H.D. *13.2.1978, weiblich (w). Ein weiterer Verlauf, der eine kontinuierliche Verbesserung erkennen läßt ohne größere Schwankungen

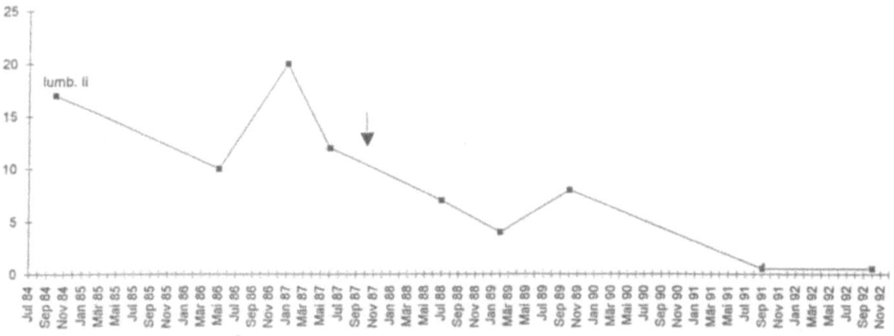

Abb. 24 Fall 23. K. S. *25.9.1982. Verspätetes, dann aber kontinuierliches günstiges Ansprechen auf manuelle Maßnahmen mit jetzt keiner weiteren Progredienz
im Alter von 14 Jahren

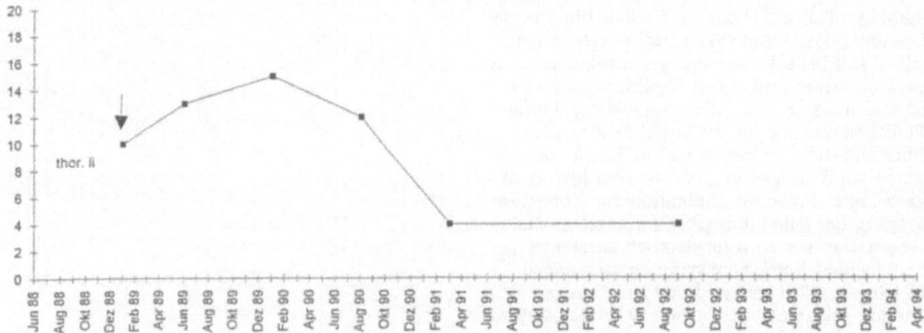

Abb. 25 Fall 24. L. H. *16.5.1977, weiblich (w). Einsatz von manuellen Maßnahmen im Alter von 12,4 Jahren im Zeitraum der stärksten pubertären Wachstumsentwicklung. Im Diagramm sind
auch die Verläufe des Lordosegrades und
des Kyphosewinkels mit aufgeführt, wobei
hier sämtliche Krümmungen gebessert
werden konnten. Bemerkenswert ist hier
insbesondere die erheblich verbesserte
Muskelfunktion, die sich auch palpato-
risch innerhalb eines kurzen Behandlungs-
intervalls nachweisen ließ

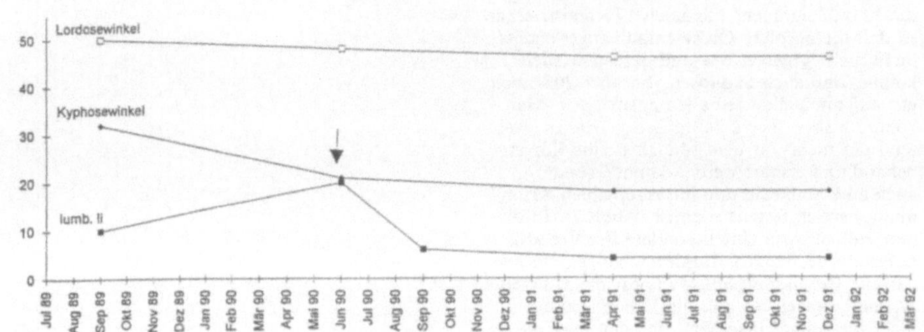

Abb. 26 Fall 25. L. S. *22.3.1978, weiblich (w). Erwähnenswert der muskuläre
Zustand mit anfänglich sehr deutlicher
Hypertonie und einem vergrößerten FBA
von 15 cm bei Behandlungsbeginn. Sehr
gute Detonisierung und regelrechte Inkli-
nationsfähigkeit bis auf FBA 0 cm innerhalb des ersten Behandlungshalbjahres

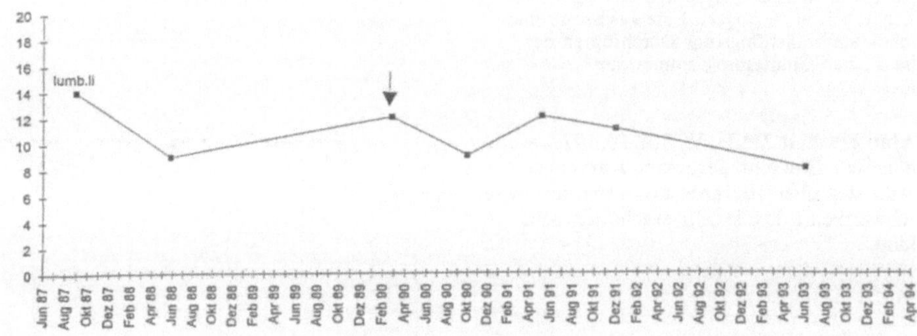

Abb. 27 Fall 26. L. B. *26.4.1975, weiblich (w). Auch hier wieder im Diagramm
vermerkt die Verbesserung einerseits der
Skoliose, andererseits der Kyphose

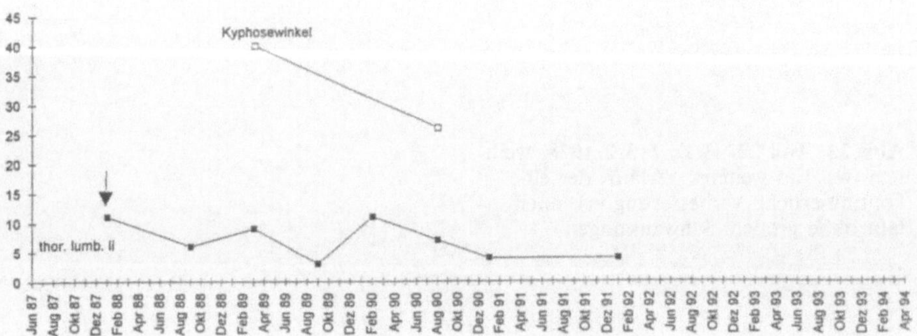

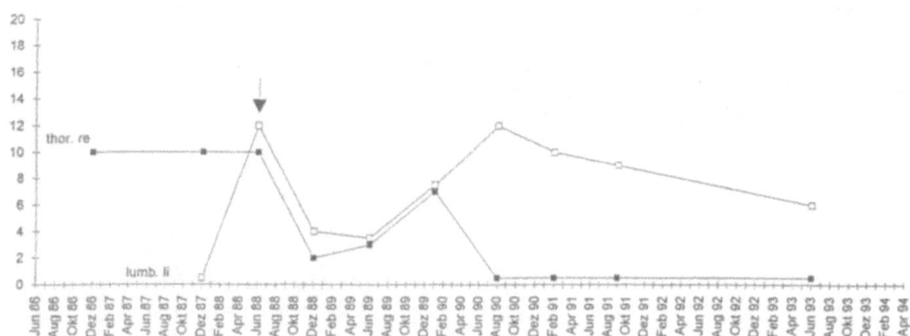

Abb. 28 Fall 27. S. C. *25. 7. 1980, männlich (m). Rasches Entstehen einer doppelbogigen Skoliose im Alter von 7 Jahren. Sehr gutes Ansprechen auf die manuelle Intervention mit erneutem Progredienzverhalten zwischen 9 und 10 Jahren. Danach wieder kontinuierliche Befundverbesserung

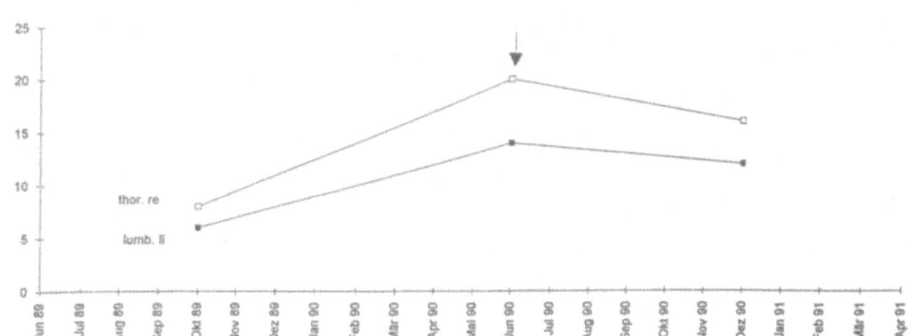

Abb. 29 Fall 28. Ch. S. *31. 7. 1973. Noch sehr späte Progredienz einer doppelbogigen Skoliose zwischen 16,3 und 16,9 Jahren. Dennoch gutes Ansprechen auf manuelle Intervention und insbesondere günstige Beeinflussung der muskulären Dysbalancen

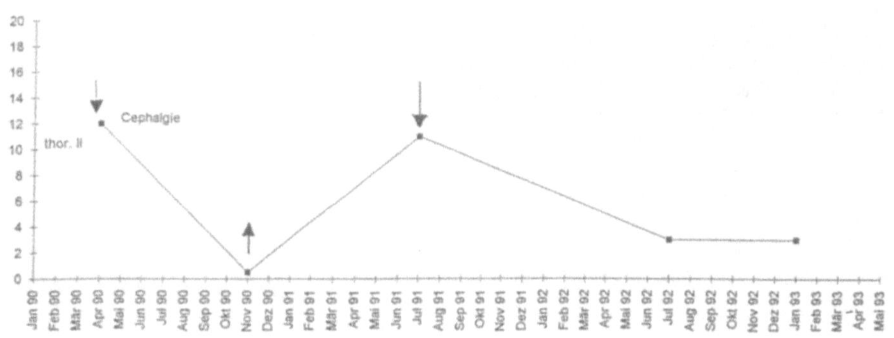

Abb. 30 Fall 29. Sch. S. *26. 12. 1977, weiblich (w). Die Behandlung erfolgte primär mit manuellen Maßnahmen wegen Zervikozephalgie. Nicht nur die Kopfschmerzen, sondern auch die Skoliose konnten innerhalb eines halben Jahres zum Verschwinden gebracht werden. Nach Aussetzen der Kopfgelenkbehandlung aber erneute Progredienz der Skoliose, die sich auch statisch veränderte und von einer thorakal linkskonvexen in eine thorakolumbal rechtskonvexe Skoliose wandelte. Zwar trat nach Absetzen der manuellen Therapie im November 1990 keine erneute Kopfschmerzsymptomatik mehr auf, das Skolioseverhalten erwies sich aber wieder als progredient, konnte aber mit abermaliger Manualtherapie bis zum Wachstumsabschluß mit 16 Jahren beeinflußt werden

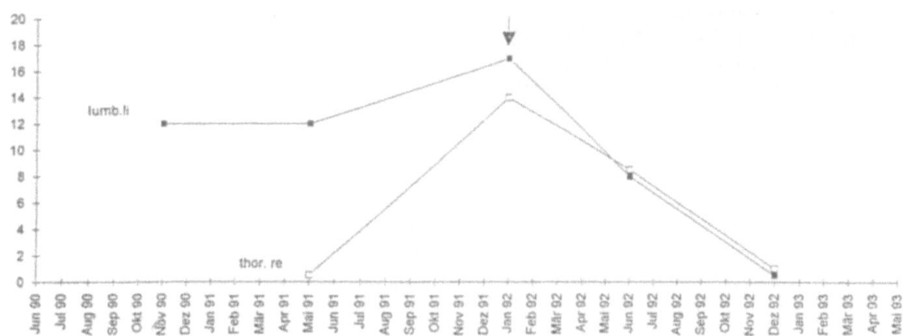

Abb. 31 Fall 30. T. Ch. *10. 9. 1980, männlich (m). Ein Verlauf, der keiner weiteren Interpretation bedarf

Abb. 32 Fall 31. V. A. *19. 5. 1978, weiblich (w). Einsatz manueller Kopfgelenkbehandlung aufgrund von Zervikozephalgie. Nicht nur die Kopfschmerzsymptomatik, sondern auch die Skolioseentwicklung konnten positiv beeinflußt werden

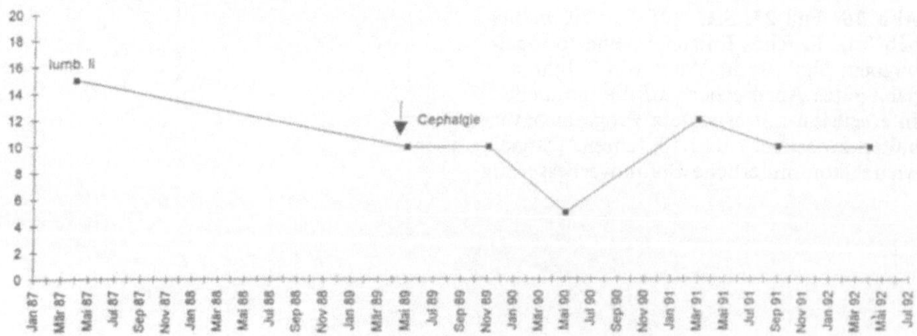

Abb. 33 Fall 32. W. C. *10. 12. 1981, weiblich (w). Nach Beenden manueller Therapien im Januar 1989 wieder leichtes Progredienzverhalten der Skoliose

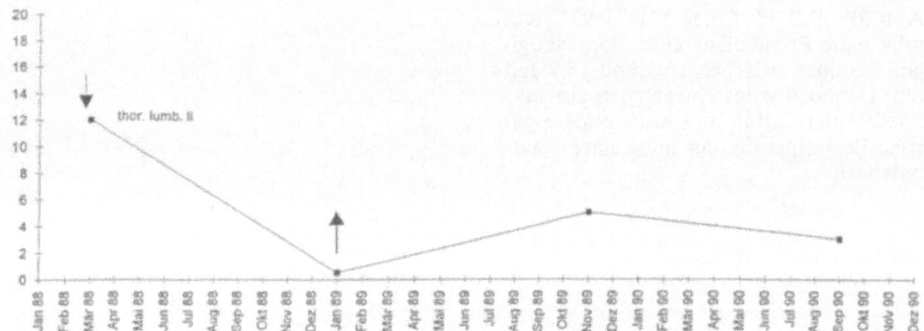

Abb. 34 Fall 33. W. K. *30. 9. 1976, weiblich (w). Günstige Primärwirkung manueller Maßnahmen, dann aber wieder Zunahme der Skoliose bei verringerter Therapiefrequenz. Auffällig bei dieser Patientin war eine sehr starke Wiebelsäulenfixierung, die sich auch weniger günstig beeinflussen ließ als bei den meisten sonstigen Fällen

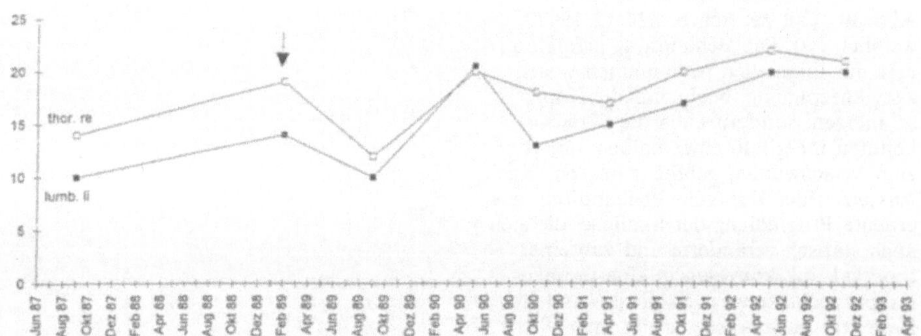

Abb. 35 Fall 34. O. N. *1. 8. 1978, männlich (m). Dies ein Fall einer doppelbogigen Skoliose, die sich in eine einbogige Skoliose wandelt und jetzt fast vollständig korrigiert ist. Besonders ungünstig in diesem Fall war auch eine höchstgradige muskuläre Dysfunktion, die sich nur zögernd besserte. Der anfängliche FBA von 20 cm ist jetzt auf 0 cm korrigiert, die Metamerreaktion hat sich weitgehend normalisiert

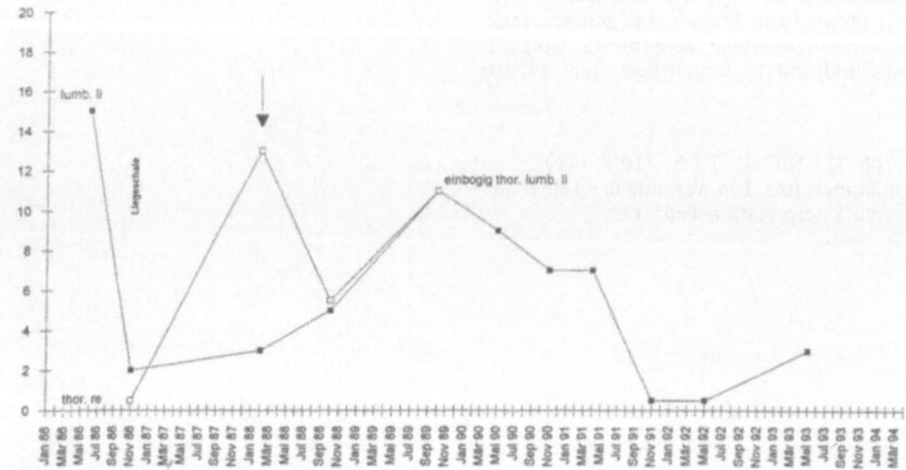

Abb. 36 Fall 35. W. A. *25. 12. 1986, weiblich (w). Schon gleich bei Beginn sehr ungünstige Ausgangssituation mit ungünstigem Körperhaltungsgefühl, muskuläre Haltungsinsuffizienz. Das Gefährdungspotential ist hier sehr groß, das bisherige Ansprechen auf die manuelle Therapie aber günstig. Das häusliche Üben und die Krankengymnastik unter Anleitung müssen als unzureichend angesehen werden

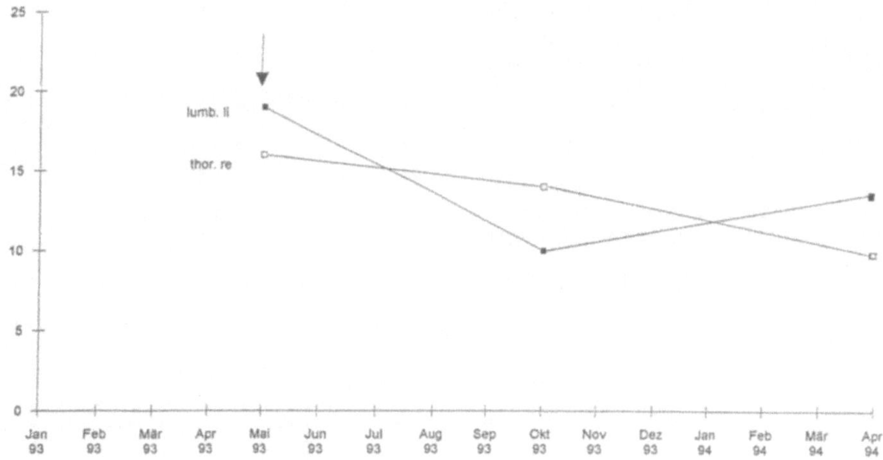

Abb. 37 Fall 36. H. V. *14. 10. 1977, weiblich (w). Die Verlaufsdokumentation ist hier nur verkürzt dargestellt. Die Skoliose wurde bereits im November 1983 erstmals behandelt bei einem Ausgangswinkel von 22°. Es konnte dann eine Verbesserung bis auf 0° erzielt werden durch Krankengymnastik und umkrümmende Liegeschale. Der dargestellte Verlauf bezieht sich auf die letzten 6 Jahre bis zum Wachstumsabschluß. Gut zu erkennen ist das Ansprechen auf die alleinige Atlasreflextherapie, die bis Oktober 1989 durchgeführt wurde. Ab April dann verspäteter pubertärer Wachstumsschub, der die Skoliose wieder progredient werden läßt. Mit einem Endergebnis von 15° ist die Situation jedoch unproblematisch

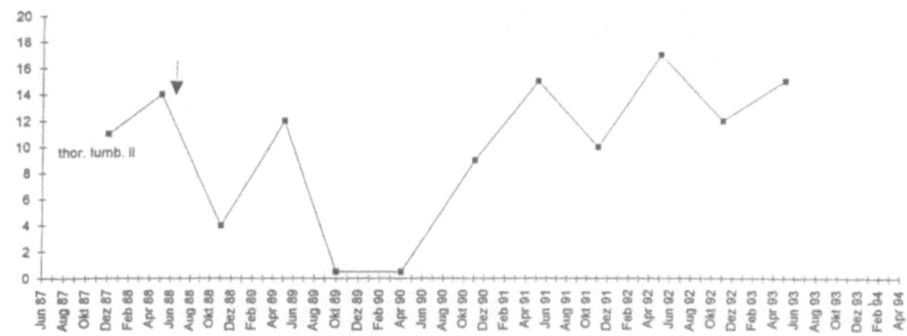

Abb. 38 Fall 37. K. M. *25. 9. 1982, weiblich (w). Ein weiteres Beispiel für eine unruhigen Kurvenverlauf mit jeweils dokumentierter Progredienz bei Sistieren der manuellen Intervention, jedoch jeweils sofortigem günstigem Ansprechen auf Wiedereinsatz manipulativer Maßnahmen

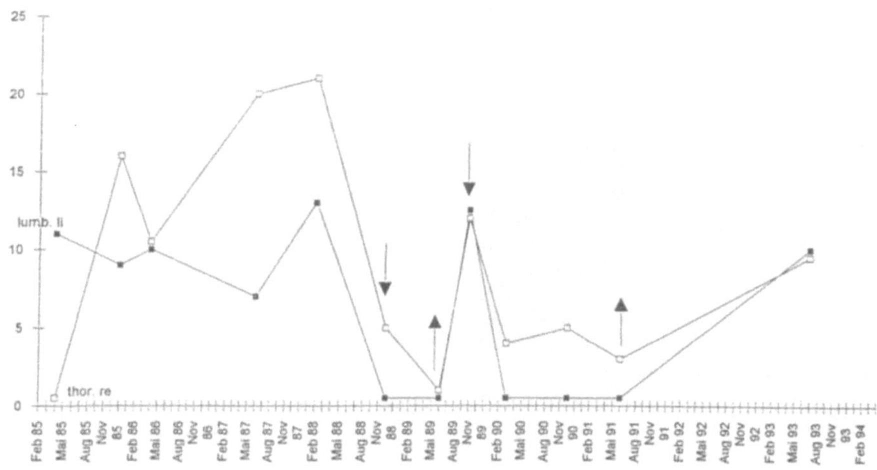

Abb. 39 Fall 38. K. K. *6.1.1978, weiblich (w). 5 1/2jähriger Verlauf, der wieder
die typische Pubertätsprogredienz erkennen läßt, die sich aber durchaus beherrschen läßt. In diesem Fall konnte auch
röntgenologisch eine Verbesserung der
lumbalen Torsion dokumentiert werden.
Auch war in diesem Fall eine konstante
Kopffehlhaltung feststellbar mit auch
einer gewohnheitsmäßigen leichten Rotationsstellung, was sich ebenfalls bis zum
Wachstumsende positiv beeinflussen ließ.
Bei dem Mädchen war übrigens eine über-
stürzte Pubertät zu verzeichnen mit auch
verfrühtem Wachstumsfugenschluß
(Abb. 58)

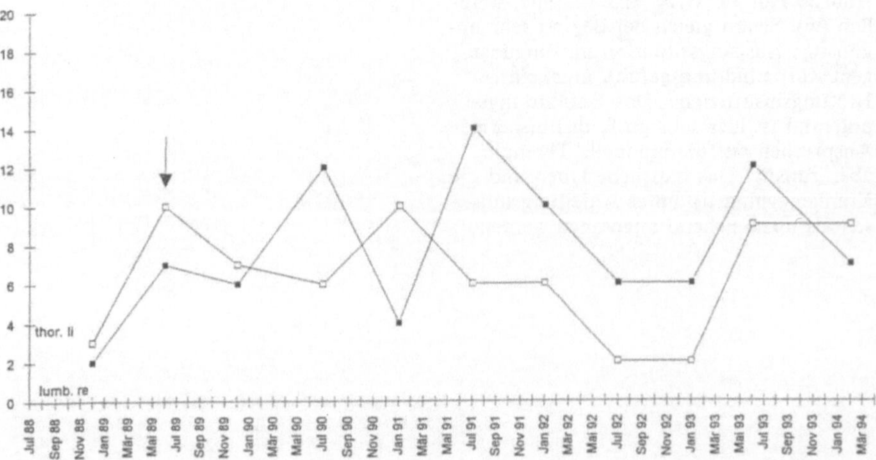

Abb. 40 Fall 39. Sh. A. *8.8.1979, weiblich (w). Eine Kommentierung des Kur-
venverlaufes erübrigt sich

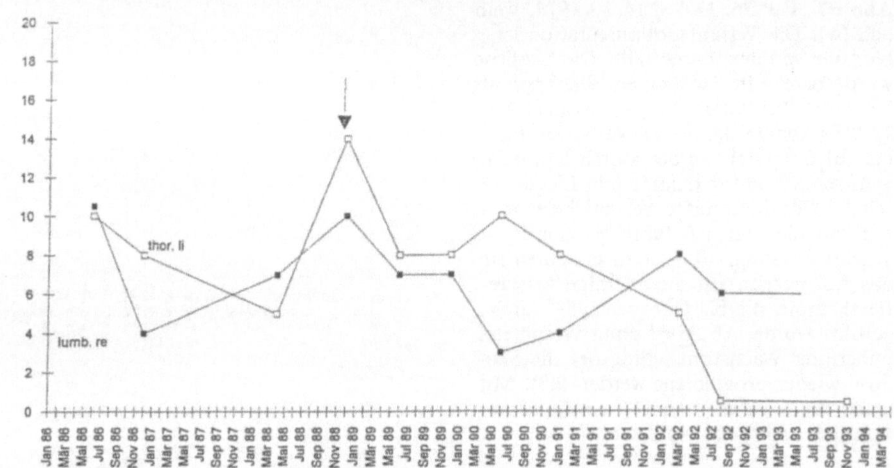

Abb. 41 Fall 40. Sh. A.-K. *19.5.1982,
weiblich (w). Fall 39 und 40 sind Ge-
schwister. Im vorliegenden Fall wurde die
Skoliose schon im Alter von 4,1 Jahren
behandelt, manuelle Intervention erfolgte
schon im Alter von 9,1 Jahren. Damit ließ
sich dann aber die Skoliose nachhaltig beeinflussen. Auch die Scheuermann-Hyper-
kyphose konnte ohne Orthese positiv beeinflußt werden. Bei dem Mädchen war
einerseits ein akzeleriertes Wachstum zu
verzeichnen mit Übergröße, andererseits
eine hochgradige muskuläre Imbalance
und Hypertonie, die sich ausgesprochen
gut beeinflussen ließ. Auch ließ sich röntgenologisch eine lumbale Torsionsverbes-
serung nachweisen

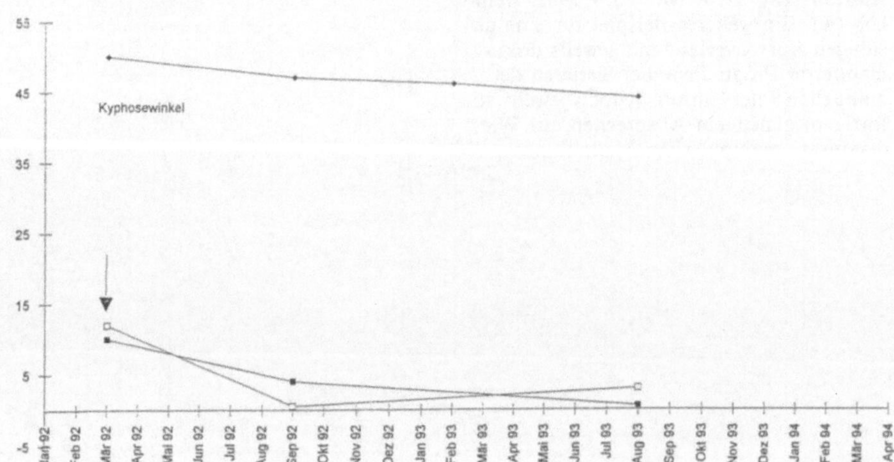

Abb. 42 Fall 41. N. A. *31.3.1981, weiblich (w). Hier wurde nur kurzfristig für 5 Monate manuell mittherapiert aufgrund myalgischer Beschwerden. Eine jetzt 1 1/2 Jahre später durchgeführte Röntgenkontrolle zeigte dann auch vollständige Skoliosebegradigung

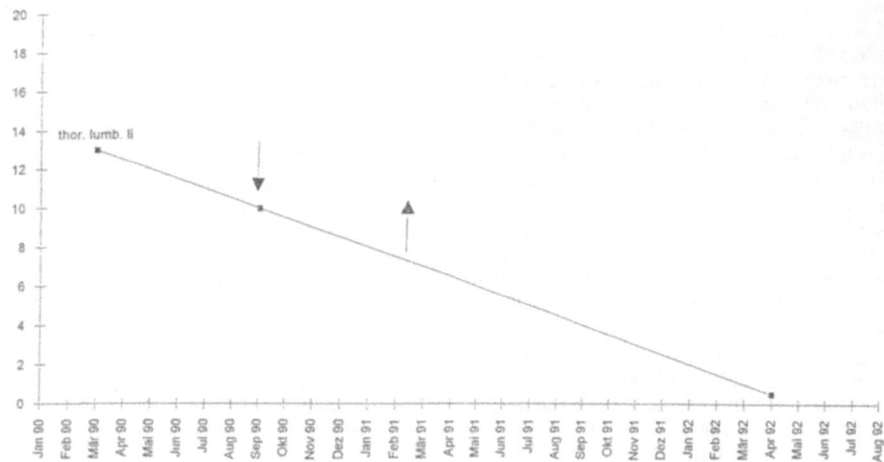

Abb. 43 Fall 42. O. E. *27.5.1982, weiblich (w). Rasche Progredienz um 8° innerhalb eines halben Jahres. Der pubertäre Wachstumsschub mit der Progredienzgefährdung konnte jedoch gut abgefangen werden. Mittlerweile ist eine vollständige Begradigung zu verzeichnen. In diesem Fall war eine familiäre Skoliosebelastung gegeben

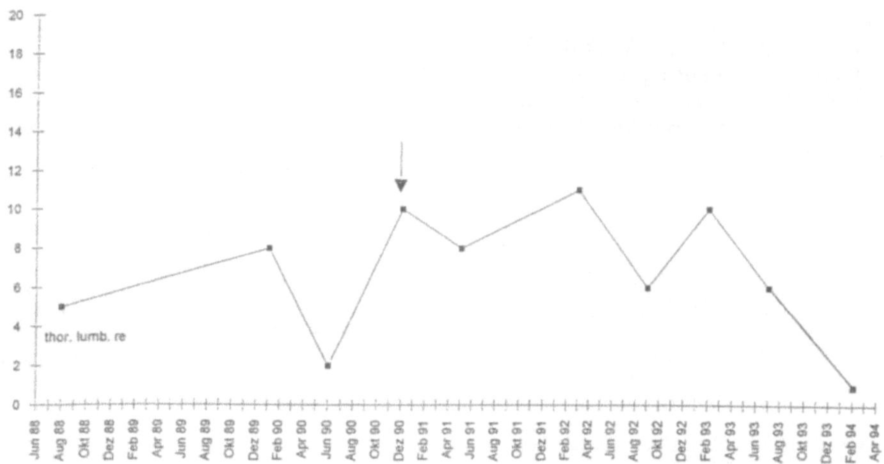

Abb. 44 Fall 43. K. R. *29.1.1980, männlich (m). Hier waren mehrere Probleme miteinander vergesellschaftet. Einerseits zerebrale Minderbegabung und Teilleistungsstörung mit auch sensomotorischer Dyskinese und erheblicher muskulärer Hyperreagibilität, so daß der Hautpalpationstest nach Kibler aufgrund der Abwehrreaktion garnicht oder nur bedingt durchführbar war, später dann aber kontinuierliche Verbesserung der Situation. Der Junge wirkte im Verlauf der Behandlung auch nicht mehr so gehemmt. Die gesamte Sensomotorik verbesserte sich, nach Angaben der Mutter auch die schulische Leistung. Schwierig war hier am Anfang auch die Impulsgebung, da sich der Patient als äußerst empfindlich und schreckhaft erwies und er erst Vertrauen in die Methode gewann, nachdem er für sich selbst Fortschritte im Befinden feststellen konnte. Bei diesem Fall konnte eine sehr globale Beeinflussung vielschichtiger Störungen verzeichnet werden

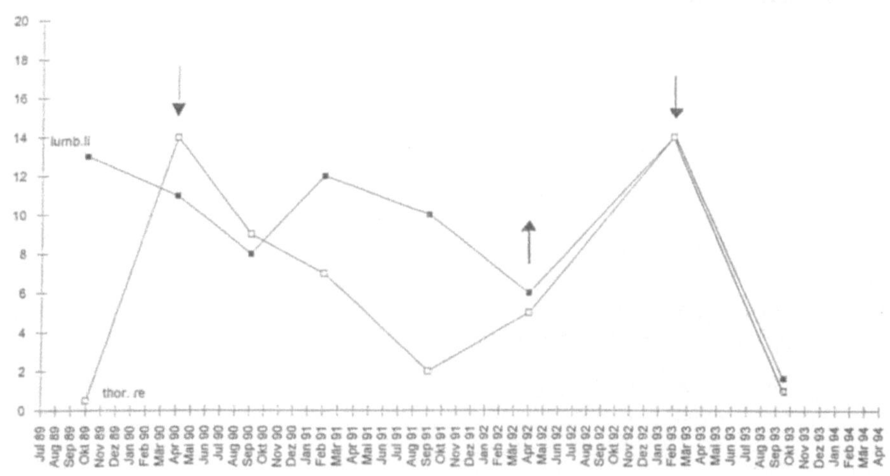

Abb. 45 Fall 44. E.M. *20.7.1982, männlich (m). Ein ähnlich gelagerter Fall wie Fall 43 mit sensomotorischer hyperkinetischer Störung, jedoch wacher Intelligenz, sehr sprunghaft, unkonzentriert mit äußerst schlechtem Haltungs- und Körpergefühl und miserabler muskulärer Situation bei Behandlungsbeginn mit 8 Jahren. Dies beweisen auch die hohen Skoliosewinkelgrade. Mit der kontinuierlichen Manualtherapie konnte auch hier das Korsettproblem gebannt werden. Anfänglich häufig geklagte Zephalgien sind nur noch sehr vereinzelt zu verzeichnen. Als ungünstige Begleitfaktoren bestehen ein thorakolumbaler Flachrücken sowie eine deutliche diaphragmale Funktionsstörung mit allen nur denkbaren ungünstigen klinischen Faktoren einer Skoliosebiographie. Die Tendenz zur allgemeinen Besserung ist jedoch unverkennbar

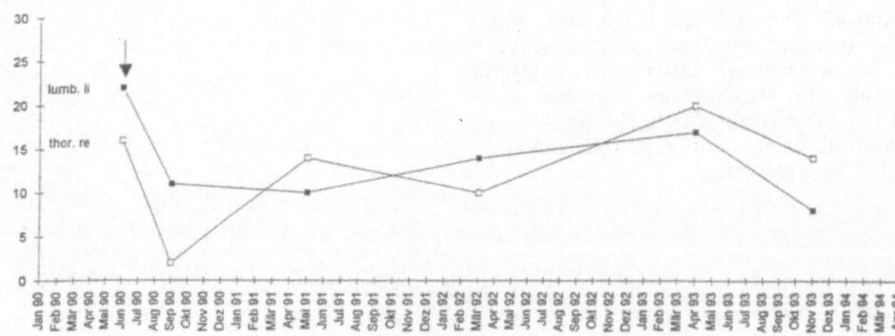

Abb. 46 Fall 45. W.B. *8.9.1982, weiblich (w). Ein Kommentar erübrigt sich. Anamnestisch erwähnenswert ist Z.n. erheblicher Hüftdysplasie und Coxa valga bds. FBA anfangs 10 cm, jetzt unter 0 cm

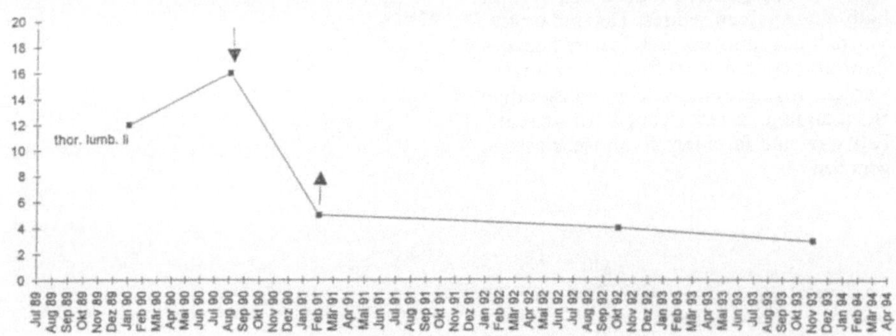

Abb. 47 Fall 46. R.Ch. *20.8.1980, männlich (m). Beispiel einer veränderten Skoliosestatik während der Behandlung mit jetzt stabilisiertem Verlauf

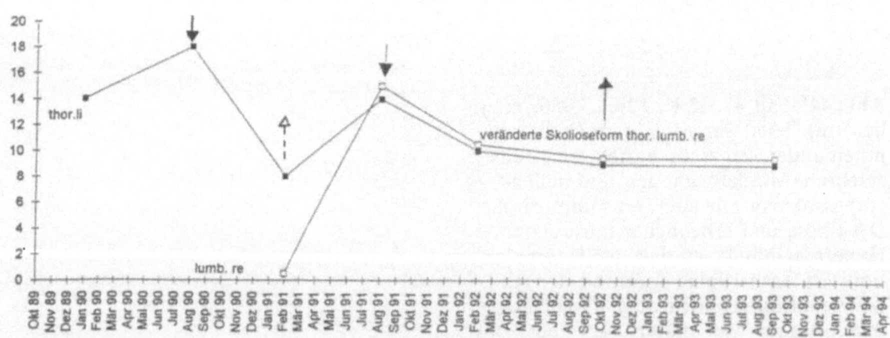

Abb. 48 Fall 47. N.M. *22.10.1980, männlich (m). Eine nähere Kommentierung ist entbehrlich, bemerkenswert ist allerdings eine röntgenologisch nachweisbare verbesserte Rotationsstellung von C2

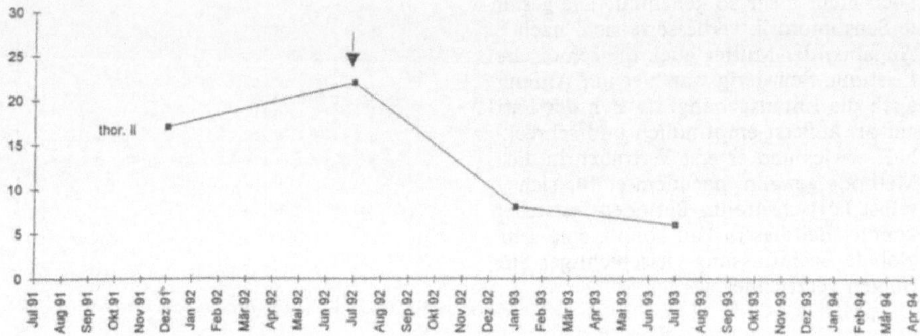

Abb. 49 Fall 48. P. C. *11. 5. 1979, weiblich (w). Doppelbogige Skoliose, die erst mit 13 1/2 Jahren behandelt wurde und auf die regelmäßige Manualtherapie günstig ansprach. Mit Nachlassen der manualtherapeutischen Behandlungsfrequenz dann aber auch wieder Progredienz der Skoliose. Mittlerweile Wachstumsfugenschluß und stabilisiertes Skolioseverhalten

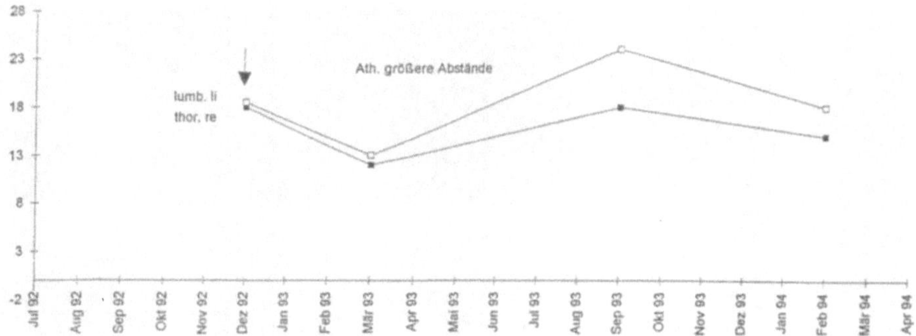

Abb. 50 Fall 49. L. T. *2. 10. 1982, weiblich (w). Beispiel einer anfänglich doppelbogigen Skoliose, die sich in eine thorakolumbale linkskonvexe Form wandelte. Begleitfaktoren: Z.n. Säuglingsskoliose, erhebliche RM-Insuffizienz, deutlich Scapulae alatae, Kopffehlhaltung mit Störung der Lage- und Haltungswahrnehmung, starkes Ausweichen in eine skoliotische Fehlhaltung beim Vorneigen des Rumpfes, Hyperkinesie, Thorax- und Diaphragmastörung. Eingeschränkte Inklination, anfangs FBA 20 cm, jetzt 5 cm, Metamerpathologie gebessert

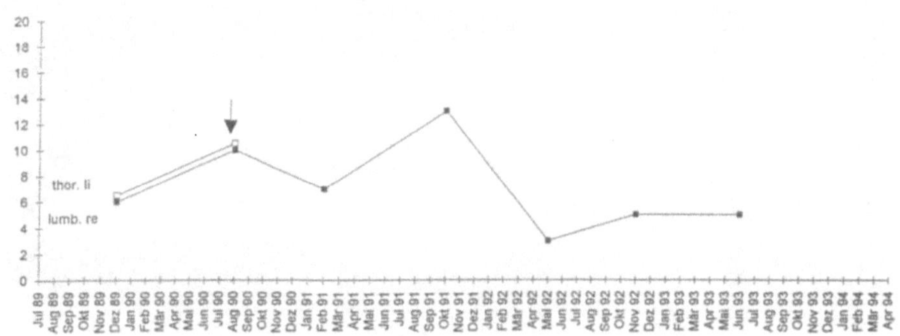

Abb. 51 Fall 50. B.-K. S. *3. 10. 1983, weiblich (w). Einzelbeispiel einer „neuropathischen" Skoliose bei geburtbedingtem Hirnschaden mit rechtsseitiger armbetonter Hemispastik sowie spastischer Gangstörung. Anfänglich erhebliche Dysbalance und Hypertonie, mittlerweile gut gelockert. FBA von 7 cm auf 3 cm gebessert. Zusätzliche dorsale und iliosakrale rezidivierende Funktionsstörung. Sonderform einer l.s. kombinierten lumbalen Skoliose mit jetzt gänzlich geänderter Statik. Das Gangbild ist flüssiger geworden, die Arme schwingen mit. Eltern und Patientin stellen eine allgemeine Bewegungsverbesserung fest

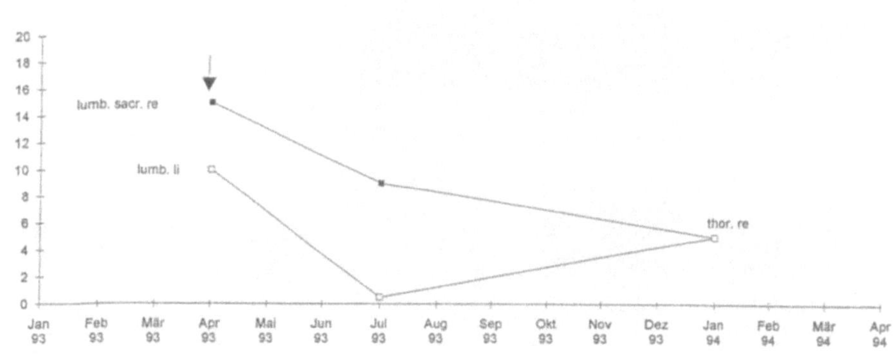

Abb. 52 Fall 51. S.-W. B. *18. 4. 1981, weiblich (w). Dieser Fall soll beispielhaft dafür aufgeführt werden, daß auch in Skoliosebereichen Effekte erzielt werden können, die schon in den Indikationsbereich zur operativen Intervention tendieren. Eine Progredienz ist trotz Korsettversorgung bis September 1993 feststellbar. Die letzte, im September 1993 angefertigte Röntgenaufnahme im Korsett ergibt einen thorakalen Krümmungswinkel von 48°. Nach 3monatiger Manualtherapie kann eine Verbesserung der thorakalen Krümmung auf 40° ohne Korsett röntgenologisch dokumentiert werden. Damit ist die Operationsindikation wieder relativiert

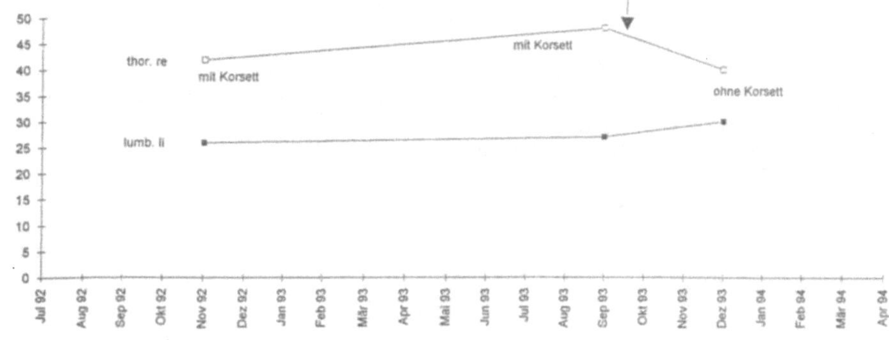

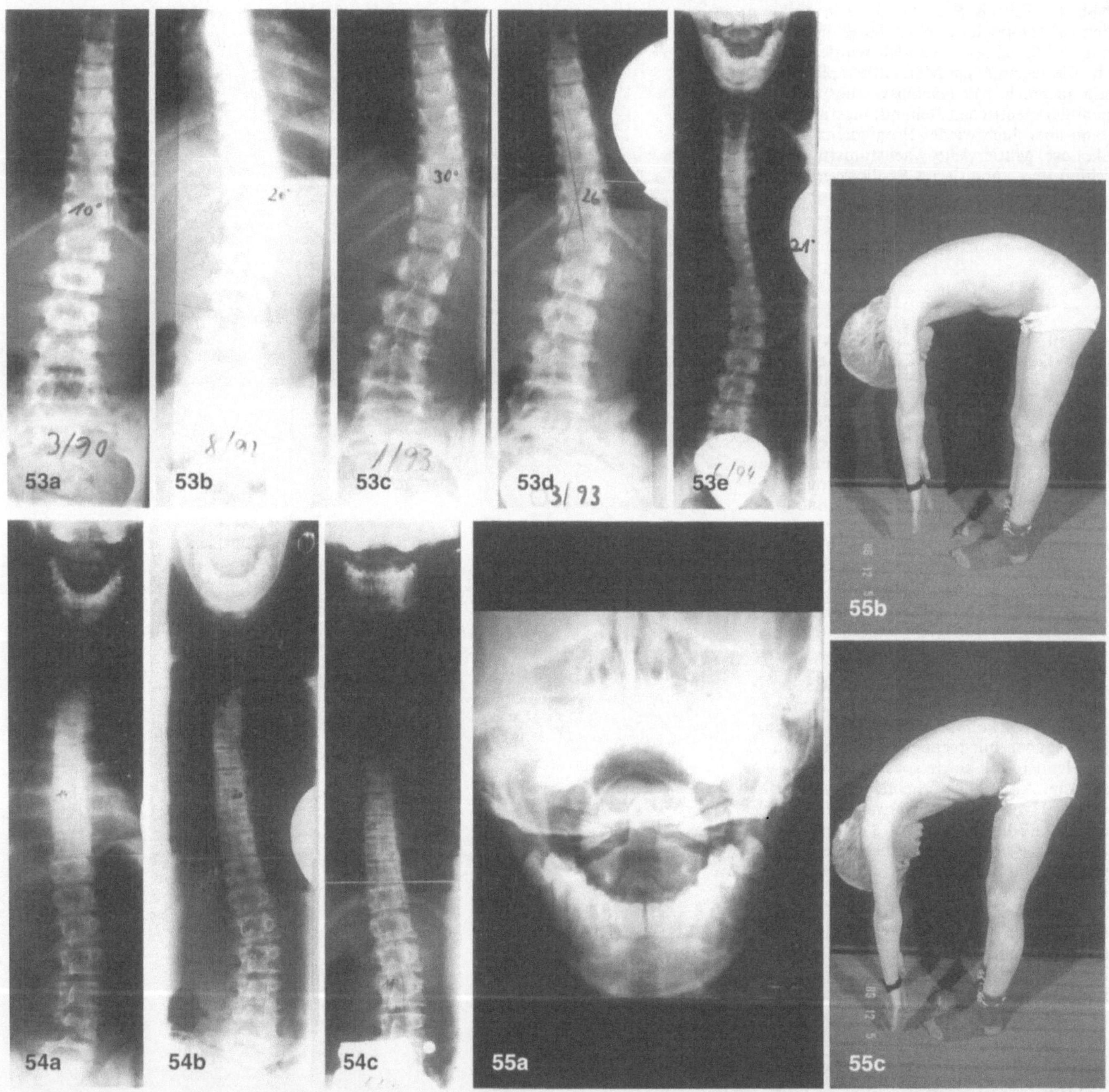

Abb. 53 a – e Sehr rasches Progredienzverhalten einer idiopathischen Skoliose. Nach Einsatz regelmäßiger wöchentlicher Manualmedizin bereits günstiges Ansprechen nach 2 Monaten. Weitere Stabilisierung und Besserung über 15 Monate. Somit konnte die absolute Korsettindikation relativiert werden. **a** 3/90, 10°; **b** 8/92, 20°; **c** 1/93, 30°; **d** 3/93, 26°; **e** 6/94, 21°

Abb. 54 a – c Günstiger Effekt auf Progredienz mit manuellen Therapien. **a** 6/93, lumbal 15°, thorakal 14°; **b** 12/93, lumbal 20°, thorakal 20°; **c** 6/94, lumbal 11°, thorakal 12°

Abb. 55 a Röntgenbefund: kraniozervikaler Übergang zur Stellungsdiagnostik des Kopfgelenksystems (C0/C1-Asymmetrie C2-Rotation). **b** Inklinationstest vor manueller Behandlung. **c** Inklinationstest unmittelbar nach Atlasimpuls

Abb. 56 a 6/90 lotrecht.
b 10/92, geringe Progredienz auf 8° lumbal einbogig.
c 1/94, deutliche Progredienz auf lumbal 10°, thorakal 12°, doppelbogig!
d 3/95, weitere Progredienz auf lumbal 14°, thorakal 18°, Gefahr der weiteren Progredienz: Einsatz manueller Therapie.
e 10/95, beginnender Effekt nachweisbar: Progredienz aufgehalten, Krümmungen angeglichen/harmonischer, thorakal 4° Besserung.
Typisches Progredienzverhalten einer zunächst einbogigen, dann doppelbogigen idiopathischen Torsionsskoliose. Einsetzender Effekt der Manualtherapie seit 3/95

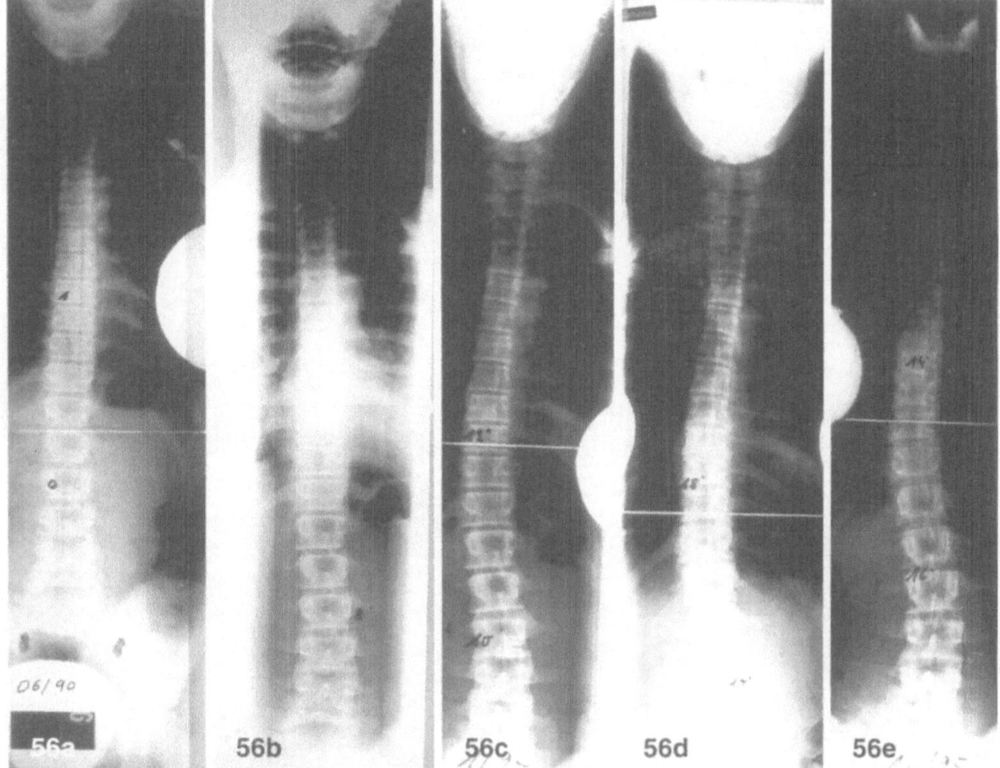

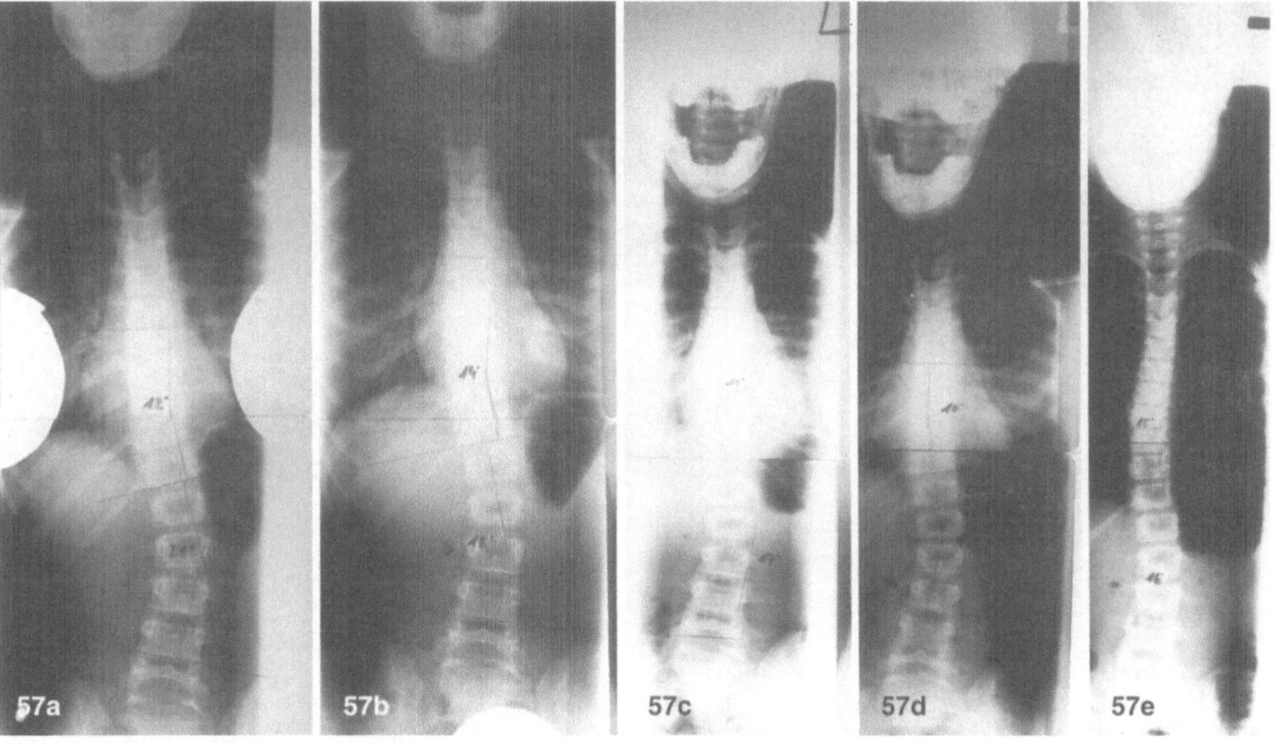

Abb. 57 a Ausgangsbefund bei Erstvorstellung: 4/92 (7,1 J.), lumbal 26°, thorakal 12°. **b** Frühe Röntgenkontrolle nach 2 1/2 Monaten Manualtherapie im wöchentlichen Abstand: lumbal 18°, thorakal 14°. Die Korsettbehandlung konnte vermieden werden. **c** 11/92, lumbal 17°, thorakal 10°. **d** 3/93, lumbal 16°, thorakal 10°. **e** 2/94, lumbal 16°, thorakal 15°. Günstiger Verlauf mit relativer Stabilisierung über 2 Jahre

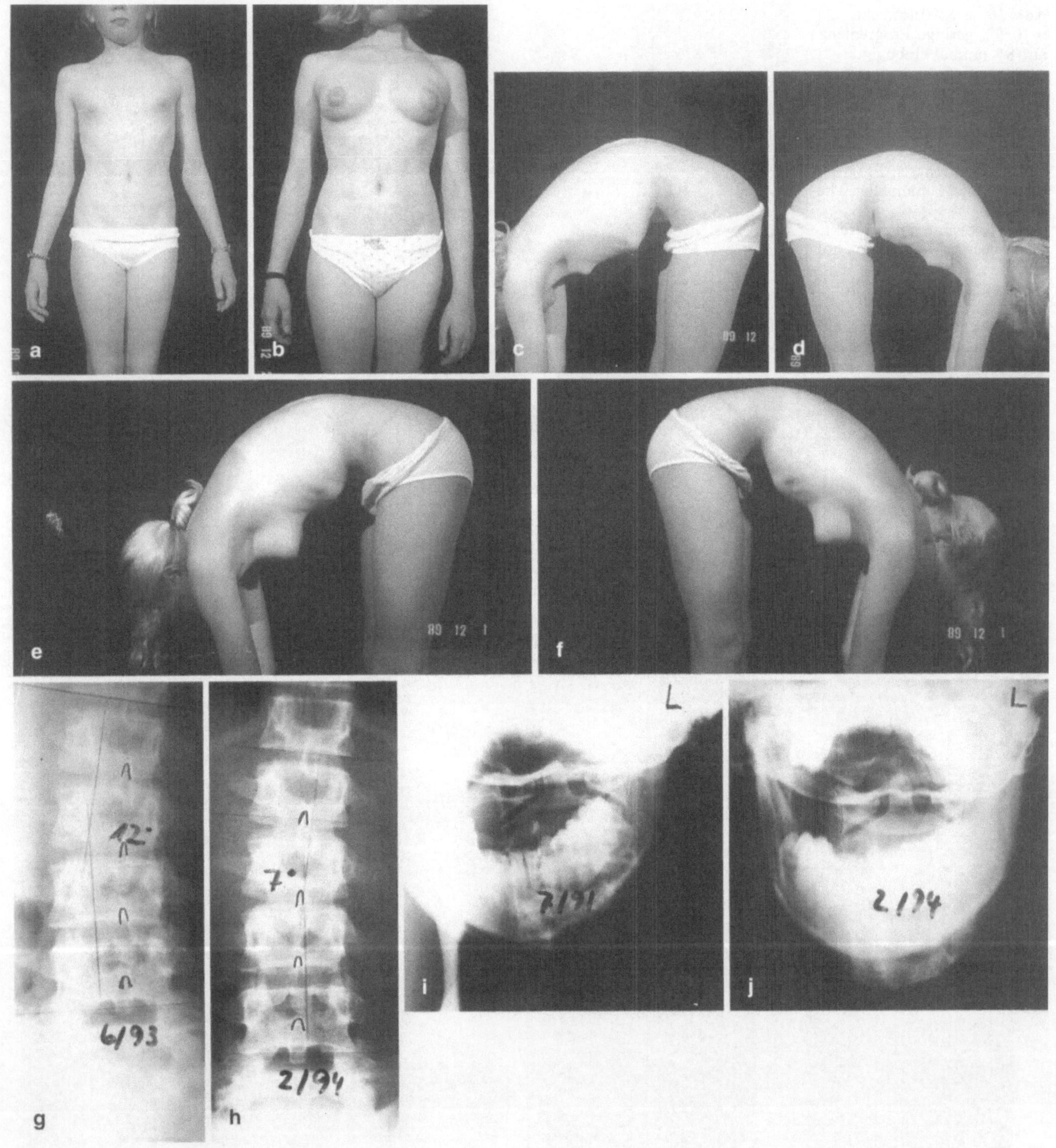

Abb. 58 a Klinischer Befund bei Behandlungsbeginn mit 11,11 Jahren. **b** Klinischer Befund mit 14,0 Jahren. **c, d** Vorneigetest bei Behandlungsbeginn (11,11 Jahre) „kyphotischer Knick". **e, f** Harmonischeres Rückenprofil (14,0 Jahre) mit gleichmäßigerer Rundung der thorakolumbalen Kyphose. **g, h** Röntgendokumentation: Verbesserung Skoliosewinkel und Torsion! **i** Röntgenbefund kraniozervikaler Übergang: Spontane HWS/Kopfhaltung mit 13,6 Jahren (Wachstums- und Skolioseprogredienzschub). **j** Röntgenbefund nach Manualtherapie über 30 Monate: Geänderte Spontanhaltung HWS/Kopf (16,1 Jahre)

Literatur

1. Arlen A (1975) Biometrische Funktionsdiagnostik der HWS. Schriftenreihe Manuelle Medizin, Bd 5. Urban & Schwarzenberg, München
2. Ayres AJ (1992) Bausteine der kindlichen Entwicklung. Springer, Berlin Heidelberg New York
3. Biedermann H (1991) Kopfgelenkinduzierte Symmetriestörungen bei Kleinkindern. Kinderarzt (9)
4. Buchmann J, Bülow B, Pohlmann B (1992) Asymmetrien in der Kopfgelenkbeweglichkeit von Kindern. Eine Langzeituntersuchung. Manuelle Med 30: 93–95
5. Christ B, Jacob H, Seifert R (1988) Über die Entwicklung der zervikooccipitalen Übergangsregion. In: Hohmann D (Hrsg) Neuro-Orthopädie, Bd 4. Springer, Berlin Heidelberg New York
6. Coenen W (1996) Die Behandlung der sensomotorischen Dyskybernese bei Säuglingen und Kindern durch Atlastherapie nach Arlen. Orthop Prax (im Druck)
7. Flehmig J (1983) Normale Entwicklung des Säuglings und ihre Abweichungen. Thieme, Stuttgart
8. Gutmann G (1981) Die Halswirbelsäule: Die funktionsanalytische Röntgendiagnostik der HWS und der Kopfgelenke. Fischer, Stuttgart
9. Gutmann G (1987) Das Atlasblockierungssyndrom des Säuglings und Kleinkindes. Manuelle Med 25:5–10
9a. Janda V (1988) Muscles cervicogenic pain syndroms. In: Grant (ed) Physical therapy of the cervical and thoracic spine. Churchill Livingstone, New York Edinborough London
10. Janda V (1992) Propriozeption der Muskulatur und Modulation des Muskeltonus. Vortrag an der Fortbildungsveranstaltung der SMIMM, 12.–14. Juni 1992, von Frau Gehr regidiertes Tonbandprotokoll
11. Lehnert-Schroth C (1991) Unsere Erfahrungen mit einem „Verkürzungsausgleich" in der Skoliosebehandlung. Orthop Prax 4:255–262
12. Lohse-Busch H (1990) Symptomatische Verbesserung der Muskelfunktion bei neuromuskulären Erkrankungen über Reflexe der oberen HWS – eine Pilotstudie. Orthop Prax 12:775–781
13. Lohse-Busch H, Brunner R, Baumann JU (1996) Einfluß der Atlastherapie auf kindliche Muskelkontrakturen bei spastischen zerebralen Bewegungsstörungen (Kinderhospital/Orthopädische Klinik Basel; Vortrag auf der 17. Jahrestagung der Gesellschaft für Neuropädiatrie, November 1991 in Stuttgart). Aktuel Neuropäd (im Druck)
14. Lohse-Busch H, Kraemer M (1994) Atlastherapie nach Arlen – heutiger Stand. Manuelle Med 32:153–161
15. Mau H (1982) Die Ätiopathogenese der Skoliose. Enke, Stuttgart
16. Meißner J (1992) Skoliosebehandlung und Atlastherapie. Orthop Prax 6: 397–403
17. Vojta V (1988) Die zerebralen Bewegungsstörungen im Säuglingsalter, 5. Aufl. Enke, Stuttgart
18. Weber M, Hirsch S (1986) Krankengymnastik bei idiopathischen Skoliosen. Fischer, Stuttgart
19. Wilke P (1995) Die grundlegende Bedeutung der somatogenen Wahrnehmung für die sensomotorische Entwicklung Teil 1 u. 2. Z Krankengymn 1:1661–1672
20. Weiss R (1996) Die stationäre Skolioserehabilitation, eine „Worst Case"-Analyse. Orthop Prax 32:96–100
21. Wolff HD (1988) Die Sonderstellung des Kopfgelenkbereiches. Springer, Berlin Heidelberg New York

H. Lohse-Busch
M. Kraemer

Die Behandlung kindlicher neuromuskulärer Erkrankungen mit den Mitteln der Manuellen Medizin

Diese Arbeit wurde auf dem Workshop „Manuelle Medizin – Behandlungskonzepte bei Kindern", der vom 24.–26. November 1995 in Trier stattfand, präsentiert

The treatment of neuromuscular diseases in children by manual medicine

Abstract Since it is not possible to influence the vast majority of the neuromuscular diseases, the preservation of whatever abilities exist must remain the principal aim of rehabilitation. Movement ensures proprioception and the possibility of training. Even a short-term interruption of motor capability accelerates muscle wasting. In general, an extensive secondary pathology of functional disturbances is superimposed upon the primary genetically determined diseases. These functional disturbances bring about deterioration of the primary pathological condition (changes in the receptor threshold, trophic disturbances), aggravating the already progressive handicap. Manual medicine can alleviate those disturbances of function which are still reversible. Techniques which are especially suitable for children are available. During the last few years, 19 children from among 73 cases of neuromuscular diseases were treated by manual medicine. As examples, 3 cases of myogenic origin and 1 case of neurogenic disease are presented and discussed. Taking into account the generally limited possibilities available for the treatment of neuromuscular diseases, manual medicine can at least improve the quality of live of those afflicted.

Key words Manual medicine · Rehabilitation · Children · Neuromuscular diseases

Zusammenfassung Da für die allermeisten neuromuskulären Erkrankungen keinerlei kausale Beeinflussungsmöglichkeit gegeben ist, muß vorerst die Erhaltung der vorhandenen Fähigkeiten oberstes Ziel der Rehabilitation bleiben. Beweglichkeit sichert die Propriozeption und die Trainingsmöglichkeiten. Schon kurzfristige Störungen der Bewegungsmöglichkeiten führen zum beschleunigten Muskelschwund. Auf die Primärpathologie der genetisch determinierten Grunderkrankungen pfropft sich regelhaft eine Fülle von Funktionsstörungen im Sinne einer Sekundärpathologie auf. Diese Funktionsstörungen bewirken eine Verschlechterung der Primärpathologie (Veränderung der Rezeptorenschwelle, trophische Störungen) und verschlimmern damit die fortschreitende Behinderung. Die Manuelle Medizin kann die noch reversiblen Funktionsstörungen lindern. Kindgerechte Techniken stehen zur Verfügung. In den letzten Jahren fanden sich unter 73 Muskelschwundkranken 19 Kinder, die mit den Mitteln der Manuellen Medizin behandelt wurden. Es werden beispielhaft 3 Krankheitsfälle myogener

Genese und 1 Fall einer neurogenen Erkrankung vorgestellt und diskutiert. Angesichts des allgemeinen Mangels therapeutischer Möglichkeiten gegenüber neuromuskulären Erkrankungen kann die Lebensqualität der Betroffenen durch Manuelle Medizin gebessert werden.

Schlüsselwörter Rehabilitation · Manuelle Medizin · Kinder · Neuromuskuläre Erkrankungen

Unter dem Begriff der neuromuskulären Erkrankungen werden verschiedenste Ätiologien zusammengefaßt, deren Folge der Muskelschwund ist. Mit den Fortschritten der Medizin der letzten Jahre hat sich die Unterscheidung und Einteilung stark verändert.

Dennoch ist es erlaubt, 3 Hauptklassen zu bilden [3]. Die vorwiegend myogene und die vorwiegend neurogene Gruppe, denen sich auch die stoffwechselbedingten Erkrankungen mühelos zuordnen lassen; denn diese schädigen letztlich auch primär entweder die Neuronen oder die Muskelzellen. Eine Sondergruppe bilden die neuromuskulären Transmissionstörungen, die aber hier nicht behandelt werden sollen.

Gegenstand der Rehabilitation

Motorische Funktionsstörungen

Gegenstand der folgenden Betrachtungen sind kindliche progressive Muskeldystrophien, deren Pathogenese vorwiegend vom Muskel selbst ausgeht, und progressive Muskelatrophien, bei denen Defekte im Motoneuron vorliegen. Im ersten Fall stirbt primär die Muskelzelle ab und das Neuron degeneriert sekundär, im zweiten Fall geht primär das Neuron zugrunde und sekundär die Muskelzelle. Beide Erkrankungsgruppen haben Muskelschwund und Paresen zur Folge, die für den Kliniker ein Leitsymptom sind.

Die genetisch bedingten Noxen und ihre unmittelbaren paretischen Folgen können nicht Gegenstand von Rehabilitationsbemühungen [3a] sein. Sie sind derzeit unbeeinflußbar. Das klinische Erscheinungsbild in seiner Gesamtheit jedoch ist der näheren Betrachtung unter dem Aspekt der Rehabilitation wert, das es sich im Ergebnis aus verschiedenen Komponenten zusammensetzt, bei denen Funktionsstörungen, die der Manuellen Medizin zugänglich sind, eine Rolle spielen [10].

Diese dysfunktionellen Begleiterscheinungen lassen sich am Beispiel der Duchenne-Muskeldystrophie sehr gut zeigen.

Die apparente Symptomatik zeigt neben der primären defekt-organischen Parese alle Zeichen der funktionellen, sekundären Muskeldysbalance nach Janda [8], die unabhängig von der Ätiologie bei jeder pathologischen muskulären Affektion auftritt. Es ist dabei unerheblich, ob die Muskeldysbalance aus erhöhtem oder erniedrigtem muskulären Tonusniveau entstanden ist. Bei diesem Phänomen wirken die Muskelmassenverhältnisse und das Gesetz der reziproken Antagonisteninhibition nach Sherrington zusammen. In groben Zügen kann man die Muskulatur in vorwiegend tonisch und vorwiegend phasisch arbeitende Muskeln einteilen.

Am Unterschenkel bildet das Massiv des Triceps soleus den vorwiegend Haltearbeit leistenden, tonischen Teil der Fußbeuger mit überwiegend langsamen Zuckungsfasern. Die Peronäusgruppe, speziell der Tibialis anterior, hat deutlich weniger Muskelmasse, arbeitet vorwiegend phasisch und enthält hauptsächlich schnelle Zuckungsfasern.

Der myopathische Prozeß stört das durch Steuerungsprozesse aufrechterhaltene Gleichgewicht dieser Antagonisten. Der Triceps soleus neigt als tonischer Muskel zur Verkürzung, und der phasische Tibialis anterior wird reziprok inhibiert und entwickelt die Pseudoparese nach Janda [8]. Dieser Vorgang der Muskeldysbalance wird durch die ungleichen Massenverhältnisse verschlimmert. Der kräftige Triceps soleus erzwingt bei den Duchenneknaben die Spitzfußstellung, die vorerst noch funktionell, also redressierbar ist.

Gleichwohl entsteht wegen der reziproken Inhibition der Antagonisten ein Circulus vitiosus, der zur weiteren Verkürzung des Triceps soleus und folglich fortschreitender Abschwächung des Tibialis anterior führt. Bei der Bewegungsprüfung besonders der Myopathen, weniger bei den neurotropen Muskelatrophien, fällt eine initiale, weiche, redressierbare Kontraktur der Muskulatur auf, die schließlich in den Bewegungsstopp der harten, unüberwindlichen Kontraktur übergeht.

Als zusätzliches Element tritt die Inaktivitätsatrophie des phasischen Muskels auf. Schließlich kommt es bei Myopathen zu einer harten Kontraktur aufgrund vernarbender, bindegewebiger Degeneration der Plantarbeuger. Die Muskeln werden funktionslos; folglich gibt es auch keine motorischen Funktionsstörungen mehr. Die ehemals dysfunktionelle Spitzfußstellung ist in einen strukturellen Spitzfuß übergegangen.

Leider sind bei dieser modellhaften Verfolgung der myopathischen Spitzfußentstehung noch andere Faktoren zu beachten: Über die Veränderung der Bewegungsmuster kommt es sowohl zur Konservierung und Verstärkung des Vorgangs durch das beharrende Moment der Neuroplastizität als auch sehr früh zu einer Veränderung der Empfindlichkeit und Sollwerteinstellung von Mechanorezeptoren. Die Folge ist eine Veränderung und mit fortschreitender Myopathie Rarefizierung der Propriozeption. Der Duchenne-Knabe leidet unter seiner Sturzneigung nicht etwa primär wegen seiner primären Muskelschwäche, sondern wegen seiner mangelhaften Propriozeption. Es ist allen neuromuskulären Erkrankungen gemeinsam, daß die Betroffenen aus geringstem Anlaß die motorische Koordination verlieren und wie Kartenhäuser in sich zusammenstürzen. Dieses Phänomen kann bei den Muskelerkrankungen der Erwachsenen bereits ein Frühsymptom sein. Zusammenfassend kann gesagt werden, daß sich im Beispiel der Spitzfußentstehung der Duchenne-Knaben ein erheblicher Anteil von motorischen Dysfunktionen als Sekundärpathologie auf die unbeeinflußbare Primärpathologie aufpfropft. Mutatis mutandis gilt das Beschriebene für das gesamte motorische System der Betroffenen und darüber hinaus für alle neuromuskulären Erkrankungen.

Vegetative Funktionsstörungen

Bevor zum Beleg dieser Behauptung Kasuistiken aus unserem Krankengut beigezogen werden, muß noch der Aspekt vegetativer Funktionsstörungen bei neuromuskulären Erkrankungen beleuchtet werden. Wieder möge für die Darstellung der klinischen Symptome die Duchenne-Muskeldystrophie herhalten: Die betroffenen Extremitäten sind kühl, manchmal so kalt, daß sie sich kaum erwärmen lassen. Die Haut ist trocken, papierdünn und livide verfärbt, obwohl in der Regel die Fußpulse gut und kräftig tastbar sind. Diese Symptomatik entspricht einer erheblichen trophischen Störung im Sinne einer Sympathikusdysfunktion. In den letzten Jahren ist der normalisierende Einfluß der Atlastherapie nach Arlen auf sympathische Funktionsstörungen belegt worden [11].

Zustandsänderungen des myofaszialen Systems

Ein weiteres für den Manualmediziner wichtiges Symptom bei allen neuromuskulären Erkrankungen stellt die erhöhte Viskoelastizität der Muskeln und Faszien neuromuskulär Erkrankter dar [1, 6]. Wir sehen hier ein recht uniformes Bild. Sowohl die autochthone Muskulatur des Rückenaufrichtesystems und deren Faszien als auch das myofasziale System der betroffenen peripheren Muskeln zeigen die gleiche Konsistenzerhöhung.

An der Wirbelsäule sind diese Veränderungen besonders in den Myotomen erhöhter Propriozeption, den Übergangsregionen – und hier besonders im Bereich der oberen Halswirbelsäule und des Ileosakralgelenks zu palpieren. Aber auch so wichtige propriozeptive Organe wie die Strukturen des Quadratus plantae pedis zeigen regelmäßig eine erhöhte Viskoelastizität der Muskeln und des Bindegewebes.

Faszien sind nach Staubesand [13] grundsätzlich kontraktil und unterliegen funktionellen Anpassungen. Sie sind offensichtlich auch passiv dehnbar und plastisch verformbar. Sie neigen nach vielfältiger Erfahrung dazu, die Verformung ohne weiteres äußeres Zutun zu erhalten und

üben damit Druck auf die ohnehin schon trophisch gestörten Muskeln aus. Sie scheinen eine mitwirkende Rolle bei der Entstehung der weichen Kontrakturen der Myopathen zu spielen. Die Viskoelastizität der myofaszialen Gewebe ist z. Z. noch nicht ausreichend erforscht. Es deutet bisher aber alles darauf hin, daß diese Veränderungen Ausdruck einer sympathischen Dysfunktion sind. Die Empirie der letzten Jahre zeigt uns, daß eine therapeutische Möglichkeit in der Anwendung der Atlastherapie in Verbindung mit der Technik des myofaszialen Lösens [1, 6] gegeben ist, um die Gewebeviskoelastizität der Normalität näher zu bringen.

Rehabilitationsziel

Die progressiven neuromuskulären Erkrankungen sind also durch sekundärpathologische Funktionsstörungen begleitet, die jede für sich einen Circulus vitiosus darstellt und die klinisch apparenten Paresen verschlechtert. Nach heutigem Wissensstand darf man sogar annehmen, daß der Untergang der betroffenen Strukturen durch die Funktionsstörungen beschleunigt werden könnte.

Das wichtigste Ziel der Rehabilitation ist der Erhalt der Beweglichkeit. Mangelnde Beweglichkeit führt zur beschleunigten Inaktivitätsatrophie und damit zum Funktionsverlust.

Es gilt deshalb, mit allen verfügbaren Mitteln die Muskeldysbalance, die vegetativen Störungen und die gestörte Viskoelastizität im motorischen System zu bekämpfen. Die Schwierigkeit liegt allerdings in der Progression der Erkrankung begründet, die mit der Zeit jeden Rehabilitationseffekt zunichte macht. Schon wenige Tage während Bettlägerigkeit führt zur Verschlechterung der Gehfähigkeit [2]. Grundsätzlich sind auch myopathische und neurogen atrophische Muskeln sehr begrenzt trainierbar. Auch diese Trainingsmöglichkeiten werden durch die Sekundärpathologie starkt eingeschränkt und schließlich unmöglich gemacht.

Manualmedizinische Methode

Wir behandeln derzeit alle progressiven Muskelerkrankungen mit der manualmedizinischen Trias Atlastherapie, klassischer Chirotherapie der Wirbelsäule und der Extremitäten und myofaszialem Lösen.

Das Behandlungskonzept wird durch propriozeptionsfördernde Massagen, besonders der Füße und Unterschenkel, ergänzt. Die anschließende Krankengymnastik erfordert viel Fingerspitzengefühl für die individuelle Leistungsfähigkeit. Uns hat sich eine vorsichtige Behandlung nach Bobath bewährt, da diese Bewegungen auf der Basis verbesserter Biomechanik einen lebensnahen Trainingseffekt haben. Sehr hilfreich erscheint uns auch die Bewegungstherapie im warmen Wasser, da die Arbeit unter nahezu aufgehobener Schwerkraft nur gegen den Widerstand des Wassers verschiedene aktive Bewegungen erst möglich macht. Die dabei auftretende (nicht schädliche) Müdigkeit läßt es geraten erscheinen, diesen Teil der Behandlung auf den späten Nachmittag zu verlegen.

Das neuroplastische Beharrungsvermögen der Steuerungsvorgänge führt trotz werktäglicher Behandlung mit der gerade beschriebenen Konzeption zu immer den gleichen Rezidiven der Funktionsstörungen. Erst nach ca. 8–10 Tagen akzeptiert das Bewegungssystem allmählich die durch Manuelle Medizin hervorgerufenen Veränderungen der Biomechanik. Die Zahl der Wirbelgelenkdysfunktionen geht allmählich zurück, und die Viskoelastizität der Strukturen normalisiert sich. Die nach jeder Einzelsitzung anfänglich nur für Stunden verspürte Erleichterung der Bewegungen aufgrund verbesserter Biomechanik wird anhaltend und meßbar. Es setzt ein Trainingseffekt ein.

Deshalb sollte die initiale Behandlung neuromuskulärer Erkrankungen in einer 3wöchigen, werktäglichen Intensivbehandlung bestehen. Danach sind die beschriebenen Funktionsstörungen bis auf einen dauerhaft nicht zu beeinflussenden Rest offensichtlich aus den Steuerungsprogrammen getilgt. Wegen der weiterbestehenden Grunderkrankung besteht aber die Tendenz, wieder neue, ähnliche Dysfunktionen zu entwickeln. Daher ist eine Intervallbehandlung mit Manueller Medizin indiziert. Je nach Befund ist eine Einzelsitzung zur Durcharbeitung des gesamten Bewegungssystems, bei der vorher nach allen Funktionsstörungen gefahndet werden muß, alle 2–4 Wochen nötig. Erfahrungsgemäß bauen sich die pathologischen posturalen und motorischen Programme dennoch langsam wieder auf, so daß durchschnittlich nach 6–8 Monaten eine in der Regel 2-wöchige erneute werktägliche Intensivbehandlung notwendig wird.

Patienten

Unter 73 Muskelkranken, die mit dem beschriebenen Vorgehen behandelt wurden, fanden sich 19 Kinder im Alter zwischen 2 und 14 Jahren. Unter den vorwiegend myogenen Erkrankungen fanden sich: 4 Duchenne-Muskeldystrohpien, 3 Becker-Kiener-Muskeldystrophien, 2 Gliedergürteldystrophien, 2 nicht näher klassifizierte kongenitale Muskeldystrophien, 1 Fazio-skapulohumerale Muskeldystrophie, 1 Emery-Dreyfus-Dystrophie, 1 Fukuyama-Dystrophie.

Unter den vorwiegend neurogenen Erkrankungen fanden sich: 3 spinale Muskelatrophien Werdnig-Hoffmann Typ Ib, 2 Giant-axonal-Neuropathien.

Wegen der Heterogenität der verschiedenen Erkrankungen und der verschiedenen Krankheitsstadien ist nur eine beispielhafte kasuistische Darstellung möglich. Eine statistische Auswertung allein für die Duchenne-Muskeldystrophie würde viele hundert Fälle erfordern, um zu einer stringenten Aussage zu kommen.

Kasuistik

Als erstes Beispiel sei ein 11,11jähriger Duchenne-Knabe vorgestellt. Seit 1 Jahr konnte er den Rollstuhl nicht mehr verlassen und ihn selbst nicht mehr antreiben. Er konnte mit den Händen den Mund nicht mehr erreichen und sich selbst im Bett nicht mehr drehen. Freies Sitzen war für ca. 30 s möglich. Die oberen und unteren Extremitäten zeigten ausgeprägte harte Beugekontrakturen. Es lag eine Hyperlordose der LWS mit skoliotischer Seitneigung von 38° nach Cobb mit einer Kyphoskoliose der BWS von 43° nach Cobb vor. In den letzten 2 Jahren traten gehäuft respiratorische Infekte mit Pneumonien auf, die 3 passagere Intubationen notwending machten.

Chronometrische oder weitere ergometrische Leistungsprüfungen waren bei dem fortgeschrittenen Stadium der Erkrankung nicht möglich.

Nach 12 Monaten Manueller Medizin hatten sich die mobilisierenden Kräfte soweit verbessert, daß der Junge sich im Bett selbst drehen konnte. Freies Sitzen war für rund 1 h möglich. Er konnte mit beiden Händen den Mund und die Ohren erreichen, mit Besteck essen und einen Becher zum Munde führen. Der statische Anteil der Skoliose von jeweils rund 15° konnte über mehrere Minuten aktiv aufgerichtet werden. Er konnte im Stehbrett ohne Fixation des Oberkörpers während 25 min Luftballons fangen und werfen. Nach 24 Monaten waren diese Fähigkeiten noch voll-umfänglich erhalten.

Während der Behandlungszeit kam es zu 2 gut mit Antibiotika beherrschbaren respiratorischen Infekten. Ab dem 28 Monat der Behandlung stellten sich zunehmende Verschlechterungen der Muskelkräfte ein, die durch eine erneute Pneumonie mit der Notwendigkeit der Intubation eingeleitet wurden. Nach 34 Monaten konnte der Junge nur noch für 10 min im Stehbrett stehen und nur noch für 5 min frei sitzen. Eine Zunahme der Beugekontrakturen war nicht zu verzeichnen.

Im 38. Monat nach Behandlungsbeginn verstarb der Junge nach einer Serie foudroyant verlaufender Pneumonien im Alter von 15 Jahren und 1 Monat.

Die CPK im Serum ist bei der Duchenneschen Erkrankung regelmäßig exorbitant hoch. Sie nimmt mit der Verringerung der Muskelmasse natürlicherweise ab. Auffällig bei dem vorliegenden Fall ist die Halbierung dieses Parameters mit dem Einsetzen und für die Dauer der manualmedizinischen Behandlung. Eine Verringerung der Muskelmasse scheidet für dieses Phänomen damit aus (Tabelle 1).

Bei einem fast 12jährigen Duchenne-Knaben im vorliegenden Stadium gilt eine kontinuierliche Verschlechterung spirometrischer Parameter als sehr wahrscheinlich [7]. Besonders der expiratorische „peak flow" ist als Maß der Kraft der Thorax- und Bauchmuskulatur akzeptiert. Im allgemeinen sollte eine jährlich zu beobachtende, lineare Kraftverminderung [4, 14] festzustellen sein. Das ist hier nicht der Fall (Tabelle 2).

Der 2. beispielhafte Fall betrifft ein 5,4jähriges Mädchen mit einer spinalen Muskelatrophie vom Intermediärtyp. Es hatte nur eine mangelhafte Kopfkontrolle und konnte infolgedessen nicht frei sitzen. Im gehaltenen Sitzen konnten die gestreckten Arme beidseits um 40° gegen die Schwerkraft abduziert werden. Nach einer 3wöchigen Intensivbehandlung im Rahmen der beschriebenen Rehabili-

Tabelle 1 CPK-Werte

Die CPK im Serum betrug im

Jan. 87	2671
März 88	2815
Apr. 88	2587
Beginn manualmed. Behandlung Juli 88	
Juli 88	1020 nach 3 Wochen Intensivbehandlung
Intervallbehandlung 2wöchentlich	
Sept. 88	945
März 89	656 nach 2 Wochen Intensivbehandlung, danach eine Behandlung pro Monat
Juli 89	1136
Juli 90	1378 nach 2 Wochen Intensivbehandlung
Jan. 91	903 nach 2 Wochen Intensivbehandlung

Tabelle 2 Spirometrische Parameter

	Vor Manueller Medizin	12 Monate später	24 Monate später	30 Monate später
FVC	1,84	2,09	2,33	2,24
Fev 1	1,77	2,02	2,17	2,30
Exp. peak flow	3,77	4,83	4,66	4,31
Insp. peak flow	2,99	3,20	3,27	3,04

tationskonzeption konnte das Mädchen 30 min frei sitzen und dabei beide Hände zu freiem Spiel benutzen. Die Lieblingsbeschäftigung des Kindes war das mit dem Thorax abgestützte Stehen und Seitwärtsgehen an einem niedrigen Tisch, während es mit einer leichten Puppe spielte oder Papier faltete. Es zeigte dabei eine paretische Beckenkippung mit Hyperlordose der LWS und ein Genu recurvatum beidseits. Die Gehstrecke an der Hand der Mutter betrug 20 m. Das Kind hatte das freie Gehen mit 2 1/2 Jahren verloren.

Die beschriebenen Bewegungsmöglichkeiten konnten über 17 Monate gehalten werden. Während dieser Zeit fanden weitere 3 Intensivbehandlungen von 2 Wochen Dauer statt. In den Intervallen wurde wöchentlich einmal behandelt.

Im 18. Monat nach Beginn der Behandlungen, mit 6 Jahren und 10 Monaten Lebenszeit entwickelte das Mädchen eine Pyelonephritis, die als Auftakt für eine Folge von Pneumonien auftrat. Die Pneumonien führten zum Totalverlust der Kopf- und Rumpfkontrolle. Das Kind konnte auch nicht mehr die Arme gegen die Schwerkraft heben. Den fatalen Ausgang des Leidens vor Augen, stellten die Eltern daraufhin weitere rehabilitative therapeutische Bemühungen ein. Das Kind starb mit knapp 8 Jahren an einer respiratorischen Insuffizienz im Rahmen einer Pneumonie.

Der 3. Fall beschäftigt sich mit einer fazioskapulohumeralen Muskeldystrophie mit Peronäalbeteiligung. Das heute 13jährige Mädchen ist Tochter einer Mutter mit derselben Erkrankung. Bei der Mutter beendete die Erkrankung mit 18 Jahren eine Leistungssportkarriere in der Disziplin 110 m Hürden. Bei der Tochter waren bereits müde Kindsbewegungen in utero aufgefallen. Die Diagnose wurde im ersten Lebensjahr gesichert.

Die Behandlung mit Manueller Medizin setzte im 5. Lebensjahr ein. Das Mädchen zeigte rechts mehr als links eine Scapula alata und eine auf Ermahnung aufrichtbare, instabile statische Skoliose sowie einen etwas schwerfälligen und wegen einer leichten Peronäusparese beidseits etwas trampelnden Gang.

Nach der ersten Behandlungssitzung richtete sich das Kind spontan und wie selbstverständlich erstmals in seinem Leben aus Rückenlage auf. Wegen seines damaligen Wohnortes in der DDR konnte eine Intensivbehandlung nicht stattfinden. Es fand sich dort kein Arzt, der die Behandlung hätte übernehmen können. Es fand aber bis zum Fall der Mauer konsequent eine 4wöchentliche Behandlung mit Manueller Medizin in Westdeutschland statt. Ab 1991 fand jährlich eine 3wöchige Intensivbehandlung und jeweils eine Intervallbehandlung alle 3 Wochen statt.

Die heute 13jährige zeigt eine BWS-Skoliose von 15°. Die Scapulae alatae haben sich nur wenig mehr abgespreizt. Die Peronäusparesen haben sich während der Wachstumsphasen eher verbessert. Es werden Wanderungen von 10 km Länge unternommen. Die Leistungsfähigkeit hat sich in den letzten 4 1/2 Jahren nicht verschlechtert.

Als letztes Beispiel mag der Fall einer Fukuyamadystrophie gelten. Der 2jährige Junge zeigte keinerlei Kopfkontrolle und eine Sprachentwicklungsverzögerung. Er konnte zwar differenziert lautieren, hatte aber offensichtliche Schwierigkeiten mit seiner Mundmotorik. Nach 14 Tagen Intensivbehandlung setzte die Kopfkontrolle ein. Es erfolge später 1 Intervallbehandlung in je 14 Tagen. Nach 3 Wochen waren die Stellreaktionen der HWS soweit ausgebildet, daß im Rücken gestütztes Sitzen möglich war. Im weiteren Verlauf kam es nach Aussage der Logopädin zu einer Verbesserung der Sprachentwicklung von Tag zu Tag. 8 Wochen nach Behandlungsbeginn zeigt das Kind eine allerdings etwas schwerfällige, aber verständliche Sprache und eine kaum bremsbare Sprechlust. Die Palatalia und Muta werden noch mangelhaft artikuliert. 13 Wochen nach Behandlungsbeginn kam es erstmals zu freiem Sitzen mit freiem Spiel der Hände.

Zusammenfassende Diskussion

In einer vorherigen Mitteilung [10] haben wir den Wert der Manuellen Medizin, besonders der Atlastherapie nach Arlen, bei der symptomatischen Behandlung neuromuskulärer Erkrankungen beschrieben. Unsere Patientenzahl ist inzwischen auf 73 Betroffene, davon 19 Kinder, angewachsen. Die Heterogenität der vielfältigen neuro- und myogenen Muskelschwundkrankheiten und die verschiedenen individuellen Behinderungsgrade machen eine statistische Aufarbeitung unmöglich.

Wichtigstes Element der Rehabilitation neuromuskulär Erkrankter ist der möglichst langdauernde Erhalt der Bewegungsfähigkeit [2, 4, 5]. Jede Inaktivität führt sehr schnell zum Funktionsverlust [9].

Es dürfte seit langem akzeptiert sein, daß Manuelle Medizin an Wirbelsäule und Extremitäten einen normalisierenden Einfluß auf die Bewegungsfähigkeit hat. Ein frühzeitiges Rehabilitationsprogramm auf der Basis geeigneter Physiotherapie unter Einschluß kindgerechter Formen der Manuellen Medizin, der Atlastherapie und dem myofaszialen Lösen kann über die Verminderung der motorischen Dysfunktionen den Prozeß des Übergangs zur strukturellen Irreversibilität bremsen.

Da gegen die Primärpathologie der neuromuskulären Erkrankungen keinerlei kausale Beeinflussungsmöglichkeit bekannt ist, muß derzeit alles versucht werden, wenigstens symptomatisch die Sekundärpathologie zu mindern.

Unter diesem Aspekt bietet sich die Manuelle Medizin bei der Behandlung dieser Krankheitsgruppe geradezu an. Für Kinder stehen derzeit ausreichende manualmedizinische Techniken [12] zur Verfügung, so daß auch bei dieser Patientengruppe die Indikation zur Behandlung zwingend ist.

Die als beispielhaft vorgestellten Kasuistiken bezeugen den hohen Wert der Manuellen Medizin. Alle Kinder zeigten eine für ihre jeweilige Erkrankung „regelwidrige" Verbesserung der muskulären und damit auch der propriozeptiven Leistungsfähigkeit.

Angesichts einer Diagnose, die meist Siechtum und einen vorzeitigen Tod bedeutet, ist eine auch nur vorübergehende Verbesserung des status quo ein beachtliches psychologisches Moment. So erfreulich die erzielbaren Ergebnisse auch sind, muß jedoch stets schon bei der Indikationsstellung auf die enge Begrenzung der erstrebten Rehabilitationseffekte hingewiesen werden, um keine falschen Hoffnungen zu wecken.

Die Anwendung Manueller Medizin bei der Langzeitrehabilitation von Muskelschwundkrankheiten weckt einen großen Forschungsbedarf. Es ist dringend notwendig, eine Behandlungsserie unter kontrollierten Bedingungen durchzuführen.

Literatur

1. Arbuckle Beryl E (1955) The value of occupational and osteopathic manipulative therapy in the rehabilitation of the cerebral palsy victim. J Am Osteopath Assoc 55:4
2. Bekény G (1987) Klinik der Muskelkrankheiten. Thieme, Leipzig, S 88–90
3. Bethlem J, Knobbout CE (1987) Neuromuscular diseases. Oxford University Press, Oxford New York, pp 1–4, 8–9
4. Brooke MH, Fenichel GM, Griggs RC, Mendell JR, Moxley R, Miller JP, Province MA, CIDD Group (1983) Clinical investigation in Duchenne dystrophy. Determination of the "power" of therapeutical trials based on the natural history. Muscle Nerve 6:91–103
5. Forst R (1988) Orthopädische Behandlung neuromuskulärer Erkrankungen. In: Mortier W, Pothmann R, Kunze K (Hrsg) Aktuelle Aspekte neuromuskulärer Erkrankungen. Thieme, Stuttgart New York, S 18–23
6. Fryman VM, Carney RE, Sprigall P (1992) Effect of osteopathic medical management on neurological development in children. J Am Osteopath Assoc, pp 729–744
7. Griggs RC, Donhoe KM, Utell MJ, Goldblatt D, Moxley RT (1981) Evaluation of pulmonary function in neuromuscular diseases. Arch Neurol (Chic) 38:9–15
8. Janda V (1988) Muscles and cervicogenic pain syndromes. In: Grant R (ed) Physical therapy of the cervical and thoracic spine. Churchill Livingstone, New York Edinburgh, pp 153–166
9. Kunath B, Lößner J, Göhler I, Hettig G (1987) Grundzüge der Therapie und Rehabilitation von Myopathien. In: Lößner J, Wagner A (Hrsg) Beiträge zur klinischen Myologie. Hirzel, Leipzig, S 170–175
10. Lohse-Busch H (1990) Atlas therapy and neuromuscular diseases. In: Paterson K, Burn L (eds) Back pain. An international review. Kluwer, Dordrecht Boston London, pp 410–421
11. Lohse-Busch H, Kraemer M (1994) Atlastherapie nach Arlen – heutiger Stand. Manuelle Med 32:153–161
12. Lohse-Busch H (1994) Zwischenbilanz des Arbeitskreises Manuelle Medizin bei Kindern in der Deutschen Gesellschaft für Manuelle Medizin. Manuelle Med 32:193–196
13. Staubesand J, Li Y (1996) Zum Feinbau der Fascia cruris mit besonderer Berücksichtigung epi- und intrafaszialer Nerven. Manuelle Med 34 (im Druck)
14. Ziter FA, Allsop KG, Tyler FH (1977) Assesment of muscle strength in Duchenne muscular dystrophy. Neurology (Minneap) 27:981–984